nova acta paracelsica

Nova Acta Paracelsica

Beiträge zur Paracelsus-Forschung

Neue Folge 22 & 23 *Einsiedeln 2008/2009*

Herausgegeben von der
Schweizerischen Paracelsus-Gesellschaft

Peter Lang
Bern · Berlin · Bruxelles · Frankfurt am Main · New York · Oxford · Wien

Die Schweizerische Paracelsus-Gesellschaft (SPG) mit Sitz in Einsiedeln

kann sich nicht rühmen, der älteste Zusammenschluss der an Paracelsus Interessierten zu sein; sie ist aber der bisher dauerhafteste. Die erste, 1929 - als Folge des von Karl Sudhoff mit seiner monumentalen Ausgabe der medizinischen, naturwissenschaftlichen und philosophischen Schriften geweckten Interesses - in Deutschland gegründete Paracelsus-Gesellschaft wurde bereits 1933 wieder aufgelöst; die von ihr veröffentlichten »Acta Paracelsica« stellten nach fünf Heften ihr Erscheinen ein, und einer zweiten Paracelsus-Gesellschaft, die sich 1941 anlässlich des 400. Todestages von Paracelsus mit Sitz in München konstituierte, war ebenfalls eine nur kurze Lebensdauer beschieden.
Damals wurde in Einsiedeln, am Geburtsort des Paracelsus und auf neutralem Boden, die Resolution zur Gründung einer Schweizerischen Paracelsus-Gesellschaft gefasst, die 1942 in die Tat umgesetzt wurde. Dort und an anderen, zumeist einheimischen, Stätten seines Wirkens treffen sich seither immer wieder wissenschaftlich und kulturell Interessierte, um das Andenken des großen Landsmannes zu pflegen sowie in Vorträgen und Diskussionen die Kenntnis seines noch lange nicht voll ausgeschöpften Lebenswerkes und seiner faszinierenden Persönlichkeit sowie seines kulturellen, sozialen und religiösen Umfeldes zu vertiefen und zu verbreiten. Offizielles Publikumsorgan der Gesellschaft, in dem die Ergebnisse solcher Tagungen, aber auch einschlägige Originalarbeiten veröffentlicht werden, sind die seit 1944 in loser Folge, ab 1987 als Neue Folge und seit 1992 jährlich erscheinenden NOVA ACTA PARACELSICA.

Redaktion der Nova Acta Paracelsica, Neue Folge 22/23:
Pia Holenstein Weidmann
Lektorat: Markus Ries, Gunhild Pörksen, Heiner Weidmann, Laura Weidmann.

ISSN 0254-8712
ISBN 978-3-0343-0071-1

Inhalt

Vorwort

Noch einmal darf ich Ihnen mit Freude wie Erleichterung den neusten Band der Nova Acta Paracelsica in die Hände geben.

Wie fast immer war auch diese Ausgabe schwierig zu bewerkstelligen. Das Ausmaß der Aktivitäten unserer Gesellschaft ist beachtlich und umfasst die Ausrichtung einer Jahrestagung, die laufende Organisation und eine solche Publikation. So sind wir heute glücklich, noch einmal die Hürde genommen zu haben.

Und der Band darf sich wohl sehen lassen. Er bietet verschiedene Aspekte der Forschungen um Paracelsus, seine Zeit, seine Zeitgenossen und die Welt um ihn.

Zwei Schweizer Forscher stellen zwei Schweizer Zeitgenossen in den Mittelpunkt ihrer Darlegungen: Max Schiendorfer hat den Prädikanten und didaktischen Autor Jakob Funcklin entdeckt und zeigt einen außergewöhnlichen und dennoch exemplarischen Lebensweg zur Zeit und im kulturellen Umfeld der schweizerischen Reformation auf.

Clemens Müller erzählt packend und eindrücklich vom Zürcher Stadtarzt Jakob Ruf, dessen Werke kürzlich in einer Ausgabe erschienen sind.

Der illustrierte Beitrag über weibliche Heilige gibt einen Vortrag an der Jahrestagung in St. Gerold wieder, welche dem Thema „Paracelsus und die Heiligen“ gewidmet war.

Jene hat der Co-Präsident, Markus Ries, mit einer spannungsvollen und überraschenden Geschichte des Ortes und dessen engster Verbindung mit dem Kloster Einsiedeln eingeleitet. Die schriftliche Fassung davon steht am Anfang unseres Bandes.

An der gleichen Tagung präsentierte der Benediktinerbruder Gerold Zenoni seine Lesefrüchte: Persönliche Begegnungsakte mit Paracelsus in der (Jugend-, Populär- und Gegenwarts-) Literatur.

Mit Werken Hohenheims befassen sich die weiteren Aufsätze:

Georgios Papadopoulos legt den zweiten Teil seiner in der letzten Ausgabe (*NAP* 20/21) begonnenen Ausführungen zum Begriff der „Erfahrung“ bei Paracelsus vor. Zu unserem großen Bedauern erschien der erste Teil ohne Anmerkungen; sie versanken bei irgendeiner Dateiumwandlung im Orkus des verlorenen Wissens. Der Autor ist bereit, auf

Anfragen per e-Mail die vollständige Fassung zuzustellen (siehe die Adressangaben in der Liste der Beiträger).

Dane Thor Daniel, bekannt aus seiner Arbeit zu den Abendmahlsschriften und der Ausgabe des Leidener Manuskriptes in den *NAP* 16 (2002) untersucht Alchemie und Theologie der *Astronomia Magna* in Gegenüberstellung mit dem *Testamentum* von Pseudo-Lullus.

In diesem Band zeigt sich besonders deutlich, dass die *Nova Acta Paracelsica* nicht nur Werk und Wirkung der Zentralfigur Paracelsus erforschen – sie ganz gewiss – sondern dank der unterschiedlichsten Interessengebiete der Beiträgerinnen und Beiträger das weiter entfernte Umfeld erschließen und die Ergebnisse in die größeren Zusammenhänge einbetten.

Zürich, im Juli 2009
Pia Holenstein

Nova Acta Paracelsica N.F. 22 (2008/2009), Seiten 7–16

Die Einsiedler Propstei St. Gerold im Widerstand gegen den Rationalismus

MARKUS RIES

Vor den Schranken der Bischöflichen Behörde in Chur stand am Mittwoch, dem 18. Juli 1802, der 43 Jahre alte Einsiedler Konventuale P. Philipp Borsinger. Nichts weniger wurde ihm zur Last gelegt als Verbreitung von Ärgernis und religiöser Unruhe, und am Ende lag vor ihm eine feierliche Erklärung, die er zu unterzeichnen hatte. Unter anderem musste er versprechen, betreffend der Heilung von Kranken nie wieder eine andere Ansicht zu vertreten als jene, die ihm von der kirchlichen Obrigkeit vorgegeben sei, nämlich: dass „natürliche Arzney [das] Mittel für natürliche Krankheiten" sei.[1] In den Augen seiner Vorgesetzten hatte Borsinger sich allzu einseitig der Sphäre des Übernatürlichen zugewandt und als Gebetsheiler für beträchtliches Aufsehen gesorgt. Nicht um ein ganzheitliches Verständnis von Gesundheit war es ihm dabei gegangen, auch nicht um die Einsicht in das Zusammenwirken körperlicher und seelischer Heiligungsvorgänge, sondern um eine schroffe Entgegensetzung von „übernatürlich" und „natürlich". Bei kirchlichen wie auch bei weltlichen Behörden fiel er damit in Ungnade; denn als Pfarrer von St. Gerold im Vorarlberg versah Borsinger ein öffentliches Amt.[2] Die

1 „4. erkläre ich, dass ich meine Meinungen zu jeder zeit denen der Obern so gern als billigst nachsetzend im Lehren über den Punkt der natürlichen Arzney Mittel für natürliche Krankheiten der Meinung der obern niemal zuwider lehren, und auch in Ansehung des Geschehenen nach Umständen nach Möglichkeit auch meinerseits zur herstellung der Kuhr aufrichtig mit zu würken bereit bin." Erklärung von Philipp Borsinger, Chur, 28. Juli 1802. Stiftsarchiv Einsiedeln, Personendossier Philipp Borsinger A.OC 10. – Für den Text danke ich Frau lic. phil. Jolanda Schärli Schindler, welche derzeit im Rahmen einer Arbeit zu „Außergewöhnlichen religiösen Erscheinungen" u.a. das Wirken Philipp Borsingers untersucht.

2 Philipp (Jakob) Borsinger (1759–1832) stammte aus Baden. Er legte 1778 in Einsiedeln die Profess ab und wurde 1783 zum Priester geweiht. Von 1790 bis zu seiner erzwungenen Abberufung 1802 wirkte er als Pfarrer von St. Gerold im Vorarlberg, danach kehrte er ins Kloster zurück. – Rudolf

forcierte Zuwendung zu spirituellen Heilungswegen war auch Ausdruck der Ablehnung aktueller gesellschaftlicher Veränderungen. In der Abgeschiedenheit der Berge nahm er Partei, als einander widersprechende Welt- und Religionsverständnisse zweier Epochen dramatisch aufeinander prallten. Die Haltung zu Krankheit und Heilen ließ ihn zu einem Symbol werden für den Kampf zwischen dem Rationalismus der Aufgeklärten und der Frömmigkeit ihrer Gegner.

1. St. Gerold als Einsiedler Fluchtburg

Für die Klöster in den französisch- und deutschsprachigen Ländern war das ausgehende 18. Jahrhundert eine dramatische Krisenzeit. Während Jahrzehnten hatten aufgeklärte Exponenten das monastische Ideal von Grund auf in Frage gestellt und seine Plausibilität geschwächt. Orden galten als rückständig und überwunden, soweit sie zum angestrebten Gemeinnutzen keinen Beitrag zu leisten vermochten. Maria Theresia und Joseph II. legten im Zuge ihrer Reformen den Maßstab der Nützlichkeit äußerst hoch und ließen 700 Ordenshäuser aufheben – ein Drittel des gesamten Bestandes in den Habsburger Landen. Noch radikaler war das Vorgehen im revolutionären Frankreich: Hier galten Klöster als Verkörperung des überkommenen feudalen Régimes; denn sie waren eng in die Herrschaft des Adels eingebunden. Die Anhäufung von Kapital in der „toten Hand" war in dieser Sicht ein Hindernis gegen jeden Fortschritt; das Vermögen sollte den Ordenshäusern entwunden und der Entwicklung eines modernen Gemeinwesens dienstbar gemacht machen. So fielen der Französischen Revolution Hunderte von Abteien und Konvente zum Opfer. Soweit sich Schwestern und Mönche dem Vorgehen zu widersetzen wagten, wurden sie misshandelt und vertrieben – 30 000 Geistliche flohen außer Landes. In den umliegenden Ländern fachte der Vorgang die Revolutionsfeindschaft mächtig an. Eine große Zahl vertriebener Religiosen gelangte auch in die westlichen Gebiete der Eidgenossenschaft. Was sie über das Vorgehen gegen Kirchen und Klöster berichteten, weckte die allerschlimmsten Befürchtungen. Der Dillinger Theologieprofessor Johann Michael Sailer, welcher sich im Oktober 1792 in Freiburg im Üchtland aufhielt, berichtete darüber in dramatischen Worten nach Hause:

Henggeler, *Professbuch der fürstl. Benediktinerabtei U.L. Frau zu Einsiedeln* (= Monasticon-Benedictinum Helvetiae III), Einsiedeln 1933, 457 f.

> Je näher ich an die Grenzen Frankreichs komme, desto zuverlässiger werden mir die Gräuel aus Frankreich. Es ist unglaubbar, was die Sünde für Elend gebärt. Hier allein, im Kanton Freiburg, sind und waren vor kurzem noch gegen 3000 Emigranten und hier in der Stadt gegen tausend Geistliche. Es sind alle Schenken besetzt; einige mussten in Wagen, andere unter den Bogen übernachten. Ein Geistlicher kam ohne Ohren hieher; denn die Franzosen hatten sie ihm abgeschnitten und ihm zu fressen gegeben.[3]

Wenige Wochen später erreichte der Strom der französischen Emigranten Einsiedeln.[4] Zu Fronleichnam 1792 hielten sich hier 48 französische Priester auf, im Frühling 1793 waren es 120 und im Herbst des gleichen Jahres bereits 200. Insgesamt sollen zwischen Oktober 1792 und Dezember 1793 im Klosterdorf 1188 Geistliche und Religiosen Zuflucht gesucht haben; hinzu kam weiteres fremdes Volk in großer Zahl. Die notwendige Versorgung schuf beträchtliche Probleme; Diebstähle ließen auf der Seite der Einheimischen Misstrauen und Ablehnung aufkommen. Zwar beruhigte sich die Lage nach einigen Wochen, doch die Bedrängnis blieb. Die Geschäfte gingen schlecht; denn Unruhen und staatliche Beschränkungen hatten der Wallfahrt schwer zugesetzt. Als im Frühjahr 1798 der Krieg auf die Eidgenossenschaft übergriff, war die Haltung des Klerus nahezu vollständig gegen Aufklärung und Revolution eingenommen – die neue Zeit und die neue Gesellschaft verhießen nur Schlechtes und Gefahr. Ende April 1798 erreichten französische Truppen den Kanton Schwyz. Sie stießen auf eine zutiefst feindselige Haltung; denn ein großer Teil der Bevölkerung wollte die hergebrachte Ordnung nicht aufgeben. Da seit dem Fall Berns am 5. März 1798 an eine koordinierte Gegenwehr nicht mehr zu denken war, blieb der gewaltsame Widerstand lokal beschränkt. In Einsiedeln sah sich der Dorfpfarrer, P. Marian Herzog (1758–1828), in die Rolle des lokalen Truppenführers gedrängt. Er stammte aus Beromünster und war zuvor als fein gebildeter Lehrer,

---

3 Sailer an Settele, Ruoesch und Graf Fugger, Feneberg, Freiburg im Üchtland, 12. Oktober 1792. Hubert Schiel, (Hg.), *Johann Michael Sailer*. Briefe. Regensburg 1952, 106.

4 Zum Folgenden siehe: Martin Ochsner, Die kirchlichen Verhältnisse in Einsiedeln zur Zeit der Helvetik, in: *Geschichtsfreund* 64 (1909), 1–133; Rudolf Henggeler, *Das Stift Einsiedeln und die französische Revolution*. Ein Beitrag zur Einsiedler Klostergeschichte von 1798–1808, Einsiedeln 1924.

Schriftsteller und Historiker hervorgetreten.[5] Hoch zu Ross und mit dem Chorrock bekleidet führte er die Bewaffneten gegen die Franzosen, doch mangels Koordination und Schlagkraft war der Operation keinerlei Erfolg beschieden. Die Helvetische Regierung ließ Herzog unter Aussetzung einer Kopfprämie zur Verhaftung ausschreiben. Er entzog sich durch Flucht nach Vorarlberg, wo er für zehn Jahre blieb. Sein Andenken blieb übel belastet. Der Aargauer Schriftsteller Heinrich Zschokke (1771–1848) stellte ihn als Volksaufwiegler und als unfähigen Kommandanten dar und schrieb ihm die Hauptverantwortung für die militärische Niederlage der Schwyzer zu. Seine *„Geschichte vom Kampf und Untergang der schweizerischen Berg- und Waldkantone"* aus dem Jahr 1801 enthält ein vernichtendes Urteil. Herzog wird als Aufwiegler dargestellt, der sich durch „Heuchelkunst und Schwärmerton" ausgezeichnet habe:

> Kein Verbrechen blieb von ihm unbegangen; doch die verzauberte Menge sah an ihm nur Tugend, und in dem Entweiher des Vaterlandes und der Kirche den Märtirer.[6]

Um dem militärischen Konflikt auszuweichen, floh das Gros des Einsiedler Konventes ins nahe Ausland, unter anderem nach Feldkirch in das Priorat des Klosters Weingarten, nach Bludenz ins Frauenkloster St. Peter und nach Rankweil. Die größte Zahl der Konventualen, unter ihnen auch Abt Beat Küttel, brachte sich in der Propstei St. Gerold in Sicherheit. Seit dem 10. Jahrhundert war sie Einsiedler Besitz, und die zugehörige Pfarrei wurde von einem Mönch versehen. Im Mai 1798 entstand hier für kurze Zeit eine Art Exilsitz: Die Mönche belegten das Hauptgebäude sowie das nahe Wirtshaus und einige Privatunterkünfte. Sie richteten ein klösterliches Leben ein, hielten Chorgebet und zeitweise auch Theologie-Unterricht für die Studenten-Fratres. Die Flüchtlinge waren hoch willkommen: Schon in den ersten Tagen erschien der Tiroler Landstatthalter Graf Ferdinand von Bissingen, um den Gruß der Obrigkeit zu

5 Henggeler, *Professbuch* (wie Anm. 2), 451–454.

6 „Wie Paul Styger im südlichen Theile des Kantons Schwyz, war Marianus, ein Luzerner von Geburt, im nördlichen; ihm gleich an Stolz, unbändiger Herrschsucht, Gewaltthätigkeit und Tücke, übertraf er den Nebenbuhler in Heuchelkunst und Schwärmerton. [Hier folgt obiges Zitat.] So in seiner Gegend der Volksgunst mächtig, benutzte er sie auf pfäffische Weise." *Heinrich Zschokkes ausgewählte Schriften* VI: Geschichte vom Kampf und Untergang der schweizerischen Berg- und Waldkantone. Umriß der Geschichte des Aargaues, Aarau 1825, 260.

überbringen – auch mit der Vorderösterreichischen Regierung in Freiburg und selbst mit Kaiser Franz I. wurden Begrüßungsschreiben ausgetauscht. Die Größe der Exilkolonie wuchs: am 23. Juni 1798 konnte der Abt eine Kapitelsversammlung mit 30 Teilnehmern durchführen. Trotz der äußerlich hergestellten Ordnung muss die Stimmung drückend gewesen sein; denn die Soldaten hatten dem heimatlichen Kloster aufs schwerste zugesetzt. In einem Bericht, den der helvetische Kommissar am 19. Mai 1798 für das Direktorium verfasste, ist die Rede vom „kläglichsten Bild der Verwüstung", welches Einsiedeln biete.[7] Zwar konnte das Wallfahrtsbild in Sicherheit gebracht werden, doch die Gnadenkapelle war nicht zu schützen und wurde zerstört. Am 17. September 1798 zog das Helvetische Parlament mit einem Beschluss den formellen Schlussstrich:

> Diejenigen Klöster, Stifte, Kapitel und Abteien männlichen Geschlechtes, welche während der Revolution in ihren Korporations-Mitgliedern verlassen worden sind, und namentlich das Kloster Einsiedeln, sind als wirklich aufgehoben, und das Vermögen als unmittelbares Eigentum des Staates erklärt.[8]

Die Suppression blieb wirksam bis zum Ende der Helvetik – erst mit der Mediationsakte von 1803 erfolgte die Restitution. Das Gnadenbild wurde außer Landes gebracht und gelangte bis Triest. Auf diesem Weg machte es vom 15. bis zum 19. August 1799 in St. Gerold Station. Während vier Tagen wurde es in der Propsteikirche aufbewahrt und zur Verehrung exponiert; mehrere benachbarte Pfarreien organisierten Prozessionen. Mit Konvent, Abt, Gnadenbild und Wallfahrt wurde auf diese Weise St. Gerold kurzzeitig zur Einsiedler Ersatzheimat auf fremdem Boden.

---

7 „Das Kloster stellt das kläglichste Bild der Verwüstung dar, alle Zimmer sind geplündert, alle Türen erbrochen, alle Kästen und Schränke zerschlagen, und die Effekten liegen untereinander auf dem Boden. Besonders ist die kostbare und zahlreiche Bibliothek in dem elendesten Zustande. Ganze Körbe voll Bücher sind zu den Fenstern hinausgeworfen und unter die Soldaten und Einwohner des Ortes zerstreut worden. [...] Auf den wenigen Manuscripten, die noch vorhanden sind und deren die Bibliothek mehrere kostbare besaß, treten die Offiziere herum, weil sie auf dem Boden zerstreut liegen." Bericht des Kommisars des Helvetischen Direktoriums vom 19. Mai 1798. Zit. nach: Henggeler, *Das Stift* (wie Anm. 4), 60 f.

8 Ebd. 70.

2. Der Heiler Philipp Borsinger

Pfarrer Philipp Borsinger war schon früh mit geistlicher Heilung in Kontakt gekommen; denn im Alter von lediglich 30 Jahren hatte er bei einer Schwester im Priorat Fahr einen Exorzismus durchgeführt. Diese Neigung sollte ihn auch später prägen. Er hatte, wie P. Thietland Brunner im *Diarium Monasterii Einsidlensis* festhielt, „während seines Lebens viel auszustehen, weil er ein besonderer Liebhaber von Exorzismen und Benedicitionen war".[9] Selbst dieser insgesamt milde Rückblick zeigt in aller Schärfe, was Borsinger beschäftigte und auch belastete: Seine ausgeprägte Vorliebe für Heilung auf übernatürlichem Weg. Buchstäblich bis zum Ende stand sie für ihn im Zentrum; denn noch auf dem Todeslager soll er es abgelehnt haben, sich von einem Arzt behandeln zu lassen.[10]

Borsinger war seit 1790 Pfarrer von St. Gerold. Als Folge des kirchlichen Verfahrens, das im Jahr 1802 gegen ihn geführt wurde, musste er von seiner Stelle abberufen werden. Die Angelegenheit erregte Aufsehen, so dass selbst die Zürcher Freitagszeitung (6. August 1802) und die „Allgemeine Zeitung" (13. November 1802) die Angelegenheit aufgriffen.[11] Man legte Borsinger zur Last, er sei spiritus rector einer „Schwärmerey" in der Pfarrei Mörschwil bei St. Gallen. Hier bestand eine Herz-Jesu-Bruderschaft, welche die geistliche Heilung propagierte und in Fällen von Besessenheit die Wiedertaufe praktizierte. Gegen den Pater wurden in Chur und Konstanz kirchliche Untersuchungen geführt. Sie mündeten in die genannte feierliche Erklärung, mit welcher sich der Beschuldigte dem Urteil der Kirche bedingungslos unterwarf und sich insbesondere explizit von der Wiedertaufe distanzierte.[12] Was die doktrinäre Ausrich-

---

9 „Er war ein äusserst eifriger Beichtvater, äusserst streng gegen sich selber und abgetödet und als Beichtvater eher zu gelinde als strenge. Viele betrachteten ihn als einen heiligen Mann." Thietland Brunner, *Diarium* III, zit. in: Henggeler, *Professbuch* (wie Anm. 2), 457.

10 „Er ertrug seine Schmerzen mit grosser Geduld. Nie hörte man eine Klage, nie ein Ach oder Weh von ihm. Er wollte niemals den Doktor brauchen, obschon seine Beine anfiengen zu faulen und voller Würmer waren. Er liess die Wunden mit Weihwasser auswaschen." Ebd.

11 Anton Sigrist, *Niklaus Wolf von Rippertschwand* 1756–1832. Ein Beitrag zur Luzerner Kirchengeschichte, Luzern 1953, 150–155.

12 „3. Erkläre ich ins besonder mit der katholischen Kirche bekennend, dass wer einmal getauft ist, keiner anderen Taufe bedürfe, noch dürfe zu wieder-

tung betraf, war die Sache damit bereinigt, bezüglich der heilerischen Praxis aber blieb die Spannung bestehen. Borsinger führte weiterhin Benediktionen und Exorzismen durch. Zur Rechtfertigung verfasste er einen Bericht mit dem Titel „*Von der Heilung der Krankheiten durch geistliche Mittel*".[13] Darin suchte er die spirituelle Heilmethode auf ein theologisches Fundament zu stellen. Er vertrat die These, Jesus Christus habe Exorzismen und wunderbare Heilungen in missionarischer Absicht vollzogen, um die Wirkmächtigkeit Gottes zu zeigen und Menschen für den Glauben zu gewinnen. Dabei könne es nicht sein Bewenden haben; denn: Wäre die Mission der einzige Zweck, so hätten Christus und die Apostel ihre Wunder lediglich an Ungläubigen gewirkt. Dies sei aber nicht der Fall, weshalb sich die Annahme eines weiteren Zweckes nahe lege: Christus habe seinen Jüngern die Vollmacht erteilt, Teufel und unreine Geister auszutreiben sowie Kranke zu heilen. Dies sei ein Zeichen seiner Liebe zu den Menschen, denen er auch in körperlicher Not beistehe. Auf diese Weise begründete Borsinger die Mobilisierung spiritueller Kräfte gegen die Kontingenz menschlicher Existenz. Die Aussagen belegte er mit zahlreichen Verweisen auf das Neue Testament und auf das Churer Benediktionale.

Mit dieser Sicht auf den Exorzismus stand Borsinger in einer längeren Tradition. Einer seiner bedeutendsten Vorgänger im 18. Jahrhundert war der Churer Diözesanpriester Johann Joseph Gassner (1727–1779) aus Blaz bei Bludenz[14]; er war Pfarrer von Klösterle am Arlberg und trat seit 1773 als Exorzist auf. Mit Gebetsheilungen zog er zahlreiche Leute an, was eine heftige, öffentlich geführte Debatte und widersprüchliche Stellungnahmen provozierte: Während die Erzbischöfe von Salzburg und Prag sowie die Regierung in Wien sich gegen Gassner erklärten, ergriffen auf der anderen Seite die Universität Ingolstadt, der Fürstbischof von Passau, aber auch der Zürcher Pfarrer Johann Caspar Lavater für ihn Partei. Zu Borsingers Zeit war die Erinnerung an Gassner in Vorarlberg noch sehr lebendig. Die Verdächtigungen waren allerdings weniger auf

holen jemals erlaubt seyn können, ausser in Fällen begründeter Zweifel, in denen selbst die Vorschriften oder Ueblichkeit der Kirche einen Ausnahm machen." Borsinger, *Erklärung* (wie Anm. 1).

13 Siehe: Sigrist, *Niklaus Wolf* (wie Anm. 11), 151–154.

14 Erik Midelfort, *Exorcism and enlightenment.* Johann Joseph Gassner and the demons of eighteenth century Germany. New Haven 2005; Josef Hanauer, »Der Teufelsbanner und Wunderheiler Johann Joseph Gassner«, in: *Beiträge zur Geschichte des Bistums Regensburg* 19 (1985), 303–345.

diesen Zusammenhang zurückzuführen als vielmehr auf die Verbindung zur Mörschwiler Herz-Jesu-Bruderschaft und zu den dort vorgenommenen Erwachsenentaufen. Die Untersuchung des Bischöflichen Ordinariates in Chur und Borsingers Unterwerfungserklärung ersparten ihm weitere Anschuldigungen; die Aktivitäten ließen sich abtun als Übereifer und als Folge von „zu vielen Weibereien".[15] Selbst der Konstanzer Generalvikar Ignaz Heinrich von Wessenberg, der entschieden gegen jede Form von Mystizismus eintrat und die Exorzismen streng beschränkte, ließ die Angelegenheit auf sich beruhen.[16]

3. Doppelte Erinnerung

Als Ort der Zuflucht im Kriegsjahr 1798, an dem für kurze Zeit das Einsiedler Klosterleben im Kleinen und im Exil fortlebte, erhielt St. Gerold für die Geschichte der Meinradsabtei in der Revolutionszeit herausragende Bedeutung. Mit Borsinger war hier ein Angehöriger des Klosters Einsiedeln tätig, der als Gebetsheiler ausdrücklich für die Verachtung des Rationalen stand. Den Enttäuschten und den Unterlegenen von Aufklärung und Revolution versprach er damit neue Orientierung. Die religionsfeindlichen Exzesse seiner Zeit verschafften der anti-rationalistischen Interpretation, welche er selbst seinem Wirken beilegte, eine hohe Plau-

---

15 Der spätere Abt von Rheinau, Januarius Frey, fällte in einer Tagebuchnotiz ein vergleichsweise mildes Urteil: „Im Grunde ego puto: a) der Herr hat vielen unklugen Eifer, b) gebraucht zu viele Weibereien, c) geben dem Teufel zu viel und ihrer Schwachheit zu wenig, d) alles scheint mir übertrieben." Henggeler, *Professbuch* (wie Anm. 2) 457.

16 „In der Anlage theile ich Ihnen das getreue Resultat der im Kanton Sentis ausgebrochenen Schwärmerey mit. Alle darüber ausgestreuten Gerüchte sind falsch. Dem Herrn Fürstabten von Einsiedeln muß ich Gerechtigkeit widerfahren lassen, dass er alle Bereitwilligkeit zur Erstickung der Schwärmerey das Seinige beyzutragen bethätigt habe. P. Philipp Borsinger bleibt indessen von aller Seelsorge und insbesondere vom Beichtstuhl suspendirt. Die Sache ist beygelegt." Generalvikar Ignaz Heinrich von Wessenberg an den Bischöflichen Kommissar Thaddäus Müller in Luzern, Konstanz, 11. August 1802. Manfred Weitlauff und Markus Ries (Bearb.), *Ignaz Heinrich Reichsfreiherr von Wessenberg*. Briefwechsel mit dem Luzerner Stadtpfarrer und Bischöflichen Kommissar Thaddäus Müller in den Jahren 1801 bis 1821 (= Quellen zur Schweizer Geschichte, III. Abt., Bd. XI), Basel 1994, 90 f.

sibilität. Krankheit erklärte er mit Einwirkungen des Bösen, für das Heilwerden vertraute er auf die Kraft des Glaubens. Die Hinwendung zum Übernatürlichen, insbesondere im Gebiet der Heilkunde, war prägend für die Krisen am Übergang zum bürgerlichen Zeitalter. Die Verliererinnen und Verlierer der gesellschaftlichen Umwälzung suchten Trost und Hoffnung im Irrationalen und mobilisierten damit Betroffene in großer Zahl.[17] In der Schweiz führt eine direkte Linie von Gassner und Borsinger zum Gebetsheiler Niklaus Wolf von Rippertschwand (1756–1832), aus dessen Gebetsgruppen in den dreißiger Jahren gar eine eigene gegenrevolutionäre Volksbewegung hervorgehen sollte.[18] Misstrauen gegen Aufklärung und Liberalismus verband sich mit einer bodenständigen, dem Pietismus verwandten Frömmigkeit. Unter dem Einfluss der Romantik gewann das Sinnenhafte und Übernatürliche stark an Bedeutung – es wurde identitätsstiftend und bewusstseinsprägend. Ihren lange wirksamen Ausdruck erhielt diese Orientierung in den kirchlichen Massenbewegungen des 19. Jahrhunderts, wie sie in der Wallfahrt zum Heiligen Rock von Trier im Jahr 1844 oder auch im Nachgang zu den Erscheinungen in Lourdes im Jahr 1858 augenfällig in Erscheinung treten sollten. Christoph Weber hat diesen Aspekt der katholisch-kirchlichen Gegen-Volksbewegungen zum bürgerlichen Zeitalter als „Mystizismus" charakterisiert und sie unter dem Titel „katholischer Fundamentalismus"

---

17 Siehe: Nils Freytag und Diethard Sawicki, »Verzauberte Moderne. Kulturgeschichtliche Perspektiven auf das 19. und 20. Jahrhundert«, in: dies. (Hgg.), *Wunderwelten.* Religiöse Ekstase und Magie in der Moderne, München 2006, 7–24; Elke Pahud de Mortanges, »Irre – Gauklerin – Heilige? Inszenierung und Instrumentalisierung frommer Frauen im Katholizismus des 19. Jahrhunderts«, in: *Schweizerische Zeitschrift für Religions- und Kulturgeschichte* 100 (2006), 203–225; Nils Freytag, *Aberglauben im 19. Jahrhundert* (= Quellen und Forschungen zur Brandenburgischen und Preußischen Geschichte 22), Berlin 2003, bes. 139–251.

18 Pirmin Meier, »Vater Niklaus Wolf von Rippertschwand. Katholischer Pietist und Luzerner Volksheiliger«, in: Ernst Halter und Dominik Wunderlin (Hgg.), *Volksfrömmigkeit in der Schweiz*, Zürich 1999, 280–289; Max Syfrig, *Niklaus Wolf von Rippertschwand*, Neuenkirch, Kanton Luzern, 1. Mai 1756–18. September 1832, Bd. 1–2, Neuenkirch 1997; Sigrist, Niklaus Wolf (wie Anm. 11). – Zur politischen Langzeitwirkung: Heidi Bossard-Borner, *Im Spannungsfeld von Politik und Religion.* Der Kanton Luzern 1831 bis 1875 (= Luzerner Historische Veröffentlichungen 42/1), Basel 2008, 22 f.

abgehandelt.[19] Seine Deutung beruht auf einer Analyse der Konsequenzen: Die Akteure waren bestrebt, die Kontingenz der gesellschaftlichen Verhältnisse zu bewältigen, indem sie das Übernatürliche und das Außergewöhnliche in den Mittelpunkt rückten und indem sie transzendente Welten mit diesseitigen Mitteln zugänglich und eigenen Zwecken dienstbar zu machen suchten. Eine entscheidende Rolle spielte das Verständnis von Teufel und Hölle als Ursprüngen allen Übels. Hinzu kam das Phänomen der „obskuren weiblichen Rückeroberung von Wort und Macht in der katholischen Kirche" durch „ekstatische Seherinnen".[20] Weber kommt zum Schluss, dass die kirchliche Obrigkeit mit ihrem Verhalten die Spannung zusätzlich verstärkte, indem sie Extreme mit unterschiedlichen Ellen maß: Während integralistische Übertreibungen mit Nachsicht rechnen durften, wurden Reformforderungen mit Argwohn betrachtet, und ihre Urheber riskierten harte Sanktionen.

Ein Blick auf den weiteren Zusammenhang erlaubt es, St. Gerold als Symbol und Schnittpunkt für zwei große Verwerfungslinien zu verstehen, die am Beginn des 19. Jahrhunderts die Geschichte prägten. Die Vertriebenen und Geschädigten aus Einsiedeln, die hier vor dem Krieg Zuflucht fanden, erinnern daran, dass das Zeitalter von Gleichheit und Freiheit einst erstritten wurde und dass dies schwere Opfer forderte. Philipp Borsingers Schicksal hingegen zeigt, wie jene die Menschen überforderten, welche die Erklärbarkeit zum einzigen Maßstab für den Umgang mit Kontingenz zu machen suchten. Den von Krankheit Gezeichneten und in hoffnungslose Lage Geratenen vermochte das Beharren auf den rationalen Zugriff nicht gerecht zu werden. Die Geringschätzung dieser Einsicht trieb Menschen in großer Zahl in die Irrationalität und in die Arme der kirchlich und gesellschaftlich Reaktionären – durchaus zum Nachteil für jene, die einer aufgeklärten Religiosität verpflichtet waren.

---

19 Christoph Weber, »Ultramontanismus als katholischer Fundamentalismus«, in: Wilfried Loth (Hg.), *Deutscher Katholizismus im Umbruch zur Moderne* (= Konfession und Gesellschaft 3), Stuttgart-Berlin-Köln 1991, 20–45.

20 Ebd. 31.

Nova Acta Paracelsica N.F. 22 (2008/2009), Seiten 17–49

Heilige, gefährliche und tugendhafte Frauen – Judith und ihre Schwestern[1]

PIA HOLENSTEIN WEIDMANN

1. Die spätmittelalterliche Heiligenwelt

Es ist eine schwierige Denk- und Glaubenswelt, in der sich Paracelsus befindet.

Aufgewachsen mit allen Heiligen des Spätmittelalters, welche Himmel und Erde bestimmten und farbenfroh belebten, zudem in lebenslanger Abhängigkeit vom Marienkloster Einsiedeln, war Hohenheim offen für die kritische Neubesinnung der Reformation. Das selbstbewusste und selbstverantwortliche Glaubensverständnis stieß sich an der Vermittlerrolle der Heiligen als einem Hindernis zwischen dem Gläubigen und seinem Gott.

Statt dass sie als Ausdruck der Ehrfurcht und Demut um Hilfe gebeten und dabei beschenkt und verehrt wurden, sollten sie nun aus dem wahren christlichen Leben entfernt – manchmal radikal getilgt, ‚in effigie' zerstört, als Feuerholz verbrannt – werden.

Paracelsus verschloss sich den protestantischen Einwänden nicht. Den Glauben an die Interzession – die Fähigkeit der Heiligen, irdischen Bittstellern Erleichterung im Jenseits zu verschaffen – lehnte er ab. Seine Verehrung der Gottesmutter Maria ist aus einschlägigen Äußerungen bekannt, dabei betonte er jedoch ganz unreformatorisch ihre absolute

1 Vortrag an der Jahrestagung der SPG 6.10.2007, gehalten im sogenannten Wyberhus der Propstei St. Gerold und zu verstehen als Beitrag zur Thematik „Paracelsus und die Heiligen". Einzelne Motive habe ich bereits anderweitig publiziert, nicht alle Beobachtungen stammen von mir selber und sind z.T. ausführlicher dargestellt worden, ist doch die Forschung, gerade zu „Judith", in den letzten Jahren stark gewachsen.

Andersartigkeit zum Menschengeschlecht aus „Adams Samen". Daher war sie ihm auch kein Vorbild weiblichen Verhaltens.[2]

Doch wie sollte Hohenheim, der mit der Alltagsmedizin und dem ihr innig verbundenen Volksglauben vertraut war, der den St. Veitstanz untersuchte und das Johanniskraut kannte[3], den Gebärenden den Beistand St. Margarethens, den Pestkranken jenen des Hl. Rochus absprechen?

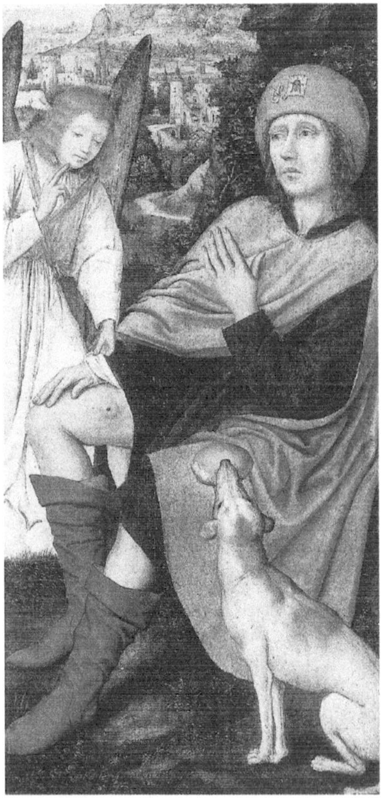

Abb. 1: Rochus
Quentin Massys, Der hl. Rochus mit einem Engel, um 1519.

Die Attribute des Pestheiligen Rochus sind der Wanderstab, eine Pestbeule am Oberschenkel, und ein Hund mit Brot im Maul begleitet ihn. Er ist Schutzheiliger der Gefangenen und Kranken sowie der Ärzte und der Totengräber.

2 Katharina Biegger, *'De invocatione beatae Mariae virginis.'* Stuttgart: Steiner, 1990, sowie dies., »Paracelsus über Maria ...«, *NAP,* NF 14, 2000, 3–18.

3 Gerhart Harrer, »Das Johanniskraut als Heilpflanze bei Paracelsus und jetzt«, *Salzburger Beiträge zur Paracelsusforschung*, hg. Internationale Paracelsus-Gesellschaft, Folge 28, 1995.

Die zahllosen männlichen und weiblichen Heiligen, je spezialisiert auf bestimmte Orte, Krankheiten und Gefahren, als Patrone und Schutzheilige von Berufen, Gruppierungen und Vereinigungen, waren im Spätmittelalter zu Heerscharen angewachsen, die den Alltag der Menschen bevölkerten und bis ins Kleinste durchdrangen. Sie waren dargestellt in Kirchen und weltlichen Gebäuden, wurden in alltäglichen Zusammenhängen erwähnt und angerufen.

Wie die Kleriker und Juristen kannten auch die Ungelehrtesten ihre Heiligen auswendig, indem sie ihre Namen im Kalender „herbeteten". Der sogenannte „Cisjoianus" oder richtiger „Cisio-Janus" war ein Kalendergedicht aus den abgekürzten Heiligennamen, welches ein aktuelles Datum genau zu bestimmen half. Die Bezeichnung verdankt sich dem traditionellen Beginn mit dem Tag der „Beschneidung Christi" (circum-„cision" > Cisioianus) am ersten Januar (dem 8. Tag nach der Geburt). Von Oswald von Wolkenstein (ca. 1377–1445) sind mehrere Kalendergedichte überliefert. Er versucht, die Namen nicht nur zu reimen, sondern verbindet sie syntaktisch und unterlegt ihnen einen – wenn auch rudimentären – Sinn. Betrachten wir ein Beispiel. Jedes Wort entspricht hier einem Tag, nicht einem Heiligen.

Oswald von Wolkenstein, KL 28[4]

	Januar
Menczschlichen (1) got beschnitten	1. Beschneidung des Herrn;
schon/	6. Dreikönigsfest;
drey küng (6) für Erhart (8) hohen	8. Erhard, Bischof von Regensburg[5]
lon/	
han jn dem tron/ ouch Marcellus (16)	16. Marcellus, römischer Bischof
Anthoni (17)	17. Antonius der Einsiedler
Prisca (18) octauo fabien (20) /	18. Priska/ Priscilla, Märtyrerin
	20. Fabianus, Bischof und Märtyrer

4 *Die Lieder Oswalds von Wolkenstein*, hg. Karl Kurt Klein, hg. Hans Moser et al. Tübingen: Niemeyer, 1975^{2}. (ATB 55). Nach der Innsbrucker HS B (Kopie aus www.hs-augsburg.de).

5 Vergleich mit der Heiligenliste von E. Schürstab, Nürnberg, im Manuskript C 54 aus der Zentralbibliothek Zürich sowie mehreren Heiligenlexika, u.a.: *Reclams Lexikon der Heiligen und der biblischen Gestalten*. Stuttgart: Reclam, 1968. Mit Fragezeichen gekennzeichnete Heilige waren nicht am Datum zu verorten.

Agnes (21) Vinczenczen (22) wil besten/ paul (25) pollicarpen (26) / Hanns (27) macht val (29) constantini.	21. Agnes von Rom, Märtyrerin 22. Vinzenz von Valencia 25. Paul: Bekehrung Pauli 26. Polycarp von Smyrna 27. Johannes Chrysosthomus, Kirchenvater 29. Valerius, Bischof (30. Konstantinus?) Februar
[Die (31. Jan.?)] breyd (1) maria (2) blasen (3) da/ Ag (5) dor (6) und Helena (8) polon (9) Scolastica (10). ...	1. Brigitta 2. Mariä Lichtmess 3. Blasius, Bischof von Sebaste 5. Agatha von Catania 6. Dor: Dorothea, Märtyrerin 8. Kaiserin Helena, Kreuzfinderin 9. Polon: Apollonia, Märtyrerin 10. Scholastika, Nonne

Und so geht es den ganzen Jahreslauf hindurch.

Angesichts der variablen Orts- und Kirchenpatrone war der Geltungsbereich eines solchen Heiligenkalenders auf eine einzelne Region beschränkt, was zwar die Produktion, nicht aber die Qualität förderte. Unser „letzter Minnesänger“ Oswald hat sich seinen Landsleuten hier nützlich erwiesen.

Unentbehrlich war der Kalender für die Markt- und Messezeiten, für die wirtschaftlichen, bäuerlichen und sozialen Traditionen im Jahreslauf wie auch zur Bestimmung und Benennung eines sonst unbedeutenden Datums. Heiligenkalender insgesamt zeigen, wie sehr die Mittler wörtlich dem „Gebrauch“ im Alltag dienstbar waren.

Dass die Reformation an dieser Gebrauchsfunktion Anstoß nahm und mit dieser Verweltlichung aufräumen wollte, ist leicht einsehbar.
Wir befinden uns mit Paracelsus also in einer Zeit, in der Heilige theologisch in ihrer Vermittlerrolle nicht mehr geduldet wurden, während sie in den Bereichen des Lebens omnipräsent waren.

2. Im Himmel wie auf Erden

Es wäre nun anzunehmen, dass die Heiligen, wenn auch in besonderer Weise, ein beispielhaftes Verhalten normalsterblicher Christen vorführten. Dass also auch ein wenig gelebte Realität in ihrer Heiligenvita Ausdruck erhält. In der Vielzahl der Heiligen drückt sich ja eine Pluralität von Lebensläufen aus. Sind da nicht Spuren echter Frauen- und Männerlebensläufe zu entdecken?

Unter all diesen verschiedenartigen Heiligenpersönlichkeiten interessieren in diesem Beitrag nun die heiligen Frauen. Sind sie anders als heilige Männer? Und wenn ja, spiegelt sich darin auch eine unterschiedliche Realität?

Zuerst muss die christliche Divergenz zwischen kirchlicher Doktrin, welche die männliche Dominanz behauptete, und alltagstauglicher Glaubensrealität beachtet werden. Auch wenn die Kirche ihre hierarchischen Rollen nur männlich besetzte, so konnte nicht geleugnet werden, dass der Alltag von beiden Geschlechtern bespielt wurde. Ähnlich verhält es sich auch im Himmel. Die Hauptfiguren sind die göttliche Dreieinigkeit, aus der das weibliche Element – in der strengen Doktrin – sorgfältig ausgespart war. Doch die Mutter des menschengeborenen Gottessohnes war unverzichtbar und schon als Vermittlerin für die Gläubigen von großem Gewicht. Sie erhielt im lebendigen Glaubensleben höchste Verehrung, vergleichbar einer Mutterkönigin in anderen Kulturen.

Erst recht aber konnten die zahllosen Heiligenpersönlichkeiten nicht von einem Geschlecht allein gestellt werden. Ein tugendsames, vorbildliches Christenleben musste ja auch von Frauen zu führen sein und es war notwendig zuzugeben, dass vor Gott auch Frauen zugelassen wurden. Wenngleich die „Wissenschaft“ noch Mühe mit der Existenz einer weiblichen Seele bekundete ... [6]

Zuerst erschwert der Umstand, dass zahllose Märtyrerinnen und Märtyrer den Hauptbestand unter den Heiligen ausmachen, die Auffindung eines alltäglichen Lebensmusters. Nicht nur stammen diese Figuren aus einer fernen frühchristlichen Zeit, aus der kaum mehr realistische

6 Die Diskussion ist dargestellt in: Elisabeth Gößmann, *Ob die Weiber Menschen seyn, oder nicht?* Archiv für philosophie- und theologiegeschichtliche Frauenforschung Bd. 4. München: iudicium, 1988; Vgl. in derselben Reihe für die weiteren Ausführungen: *Eva, Gottes Meisterwerk*, Bd. 2, 1985.

Züge überliefert sind, sondern ihre Qualen und Foltern sind von außen zugefügt und nicht Ausdruck einer selbstgewählten Lebensführung.

Eine zweite, sehr spezielle Eigenart ist es, dass das Christentum als „Leidensreligion“ gerade auch sanfte, geduldige, leidende Männer kennt, was sich in den Attributen zeigt. Martin verschenkt seinen Mantel. Antonius und der hünenhafte Christophorus zeigen sich mit dem Kind, Franziskus mit den Wundmalen des Herrn. Heilige Männer sind nun mal keine Machos.

Da ist die Suche auf etwas verstecktere Signale auszudehnen. Kann man zum Beispiel sagen, die Märtyrerqualen seien geschlechtsspezifisch unterscheidbar? Sind vielleicht Männern die noch etwas drastischeren Foltern vorbehalten? Denken wir an den geduldigen Proto- oder Erzmärtyrer Laurentius auf dem Rost, der nach der Legende dem Kaiser Valerian zurief, man könne ihn nun auf die andere Seite drehen, an Bartholomäus, der seine Haut, an Erasmus, der seine Gedärme vorzeigt (beide in Michelangelos „Jüngstem Gericht“ in der Sixtinischen Kapelle).[7]

Mithalten können bezüglich der Grausamkeit etwa Apollonia mit der Zange, der man die Ohren mit Blei ausgoss (z. B. auf dem Hohenburger Altar von Hans Holbein 1509), oder Agatha, die auf einigen Darstellungen ihre ausgesucht geschlechtsspezifische Marter mit den abgeschnittenen Brüsten auf einer Platte präsentiert (Francisco de Zurbaràn, Hl. Agatha, 1630–33, Montpellier, Musée Fabre).

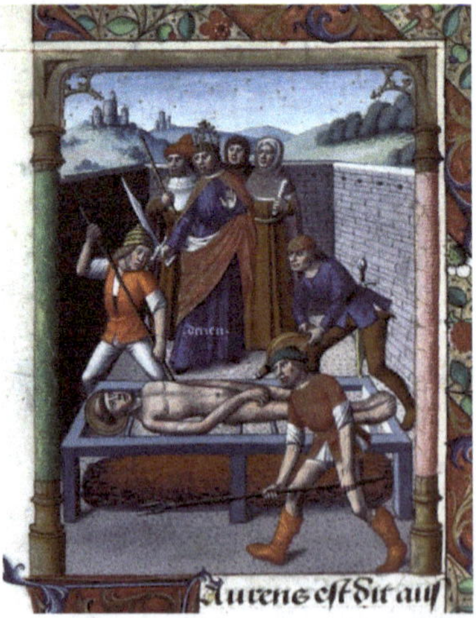

Abb. 2: Laurentius
Jacques de Besançon, Martyrium des hl. Laurentius.
Miniatur aus einer französischen *Légende Dorée*, ca. 1480-1490.

7 Nach: Richard Benz, *Die Legenda Aurea des Jacobus de Voragine*. Darmstadt: WBG, 1997^{12}; Laurentius, 564–78; Bartholomäus, 624–634.

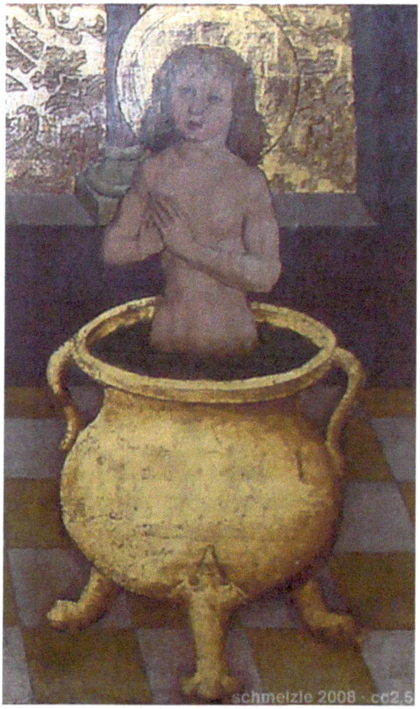

Abb. 3: Vitus, Veit
Das Martyrium des Hl. Veit im Kessel mit siedendem Öl, Darstellung vom Veitsaltar (1514/17) der Veitskirche in Flein.

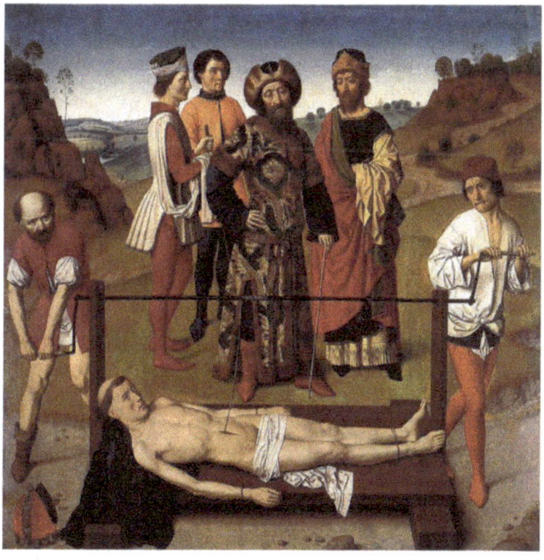

Abb. 4: Erasmus
Dieric Bouts der Ältere, Martyrium des hl. Erasmus; um 1458, Sankt Peterskerk, Louvain

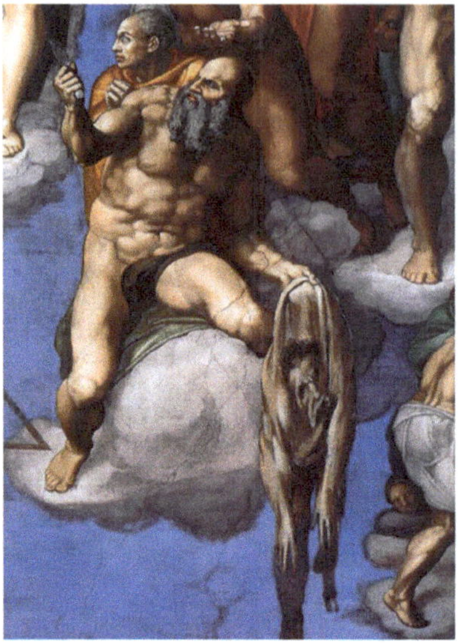

Abb. 5: Bartholomäus
Michelangelo Buonarotti, Das Jüngste Gericht, 1536–41, Detail: Der hl. Bartholomäus.

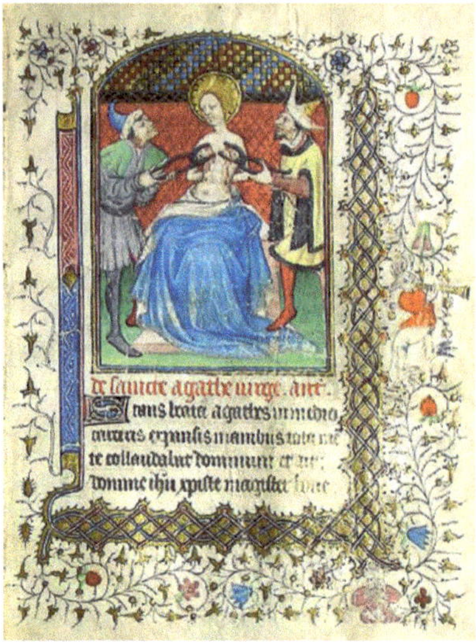

Abb. 6 Agatha
St. Agatha. Miniatur des „Raoul d'Ailly-Meisters" im Stundenbuch von Beauvais; Rouen, ca. 1430–1432, fol. 87

Geschlechtsspezifisch sind oft auch die Gründe, aus welchen Frauen zu Heiligen oder Märtyrerinnen werden. Als Töchter und Gattinnen werden sie von ihren Vätern, Verehrern oder Ehemännern vom Glauben abgehalten, zu einer Ehe gezwungen oder eingesperrt. Sie sind damit auf die Rolle weiblicher Unmündigkeit festgelegt.

Es wäre auch verwunderlich, wenn die Lebenswelt der heiligen Frauen so gar nicht an die der irdischen gebunden wäre oder vielmehr an die, welche man als den Frauen angemessen erachtete. Diese Präzisierung zeigt, worauf es ankommt: Nicht die Realität ist das Verbindende zwischen Vorbild und den zur Nachahmung aufgeforderten Menschen, sondern ein Ideal, die Wunschvorstellung oder Überzeugung von einer Realität, wie sie sein sollte. Dabei bieten die Schrecken der Christenverfolgung die abscheuliche Hintergrundfolie für den Glanz der Heiligkeit.

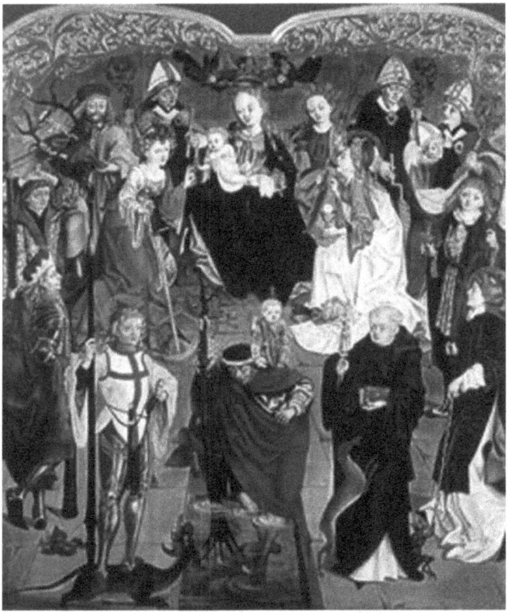

Abb. 7: Vierzehn Nothelfer
Die vierzehn Nothelfer vor Maria mit Kind.
Tafelbild eines steiermärkischen Meisters (um 1500).

Die Anzahl der weiblichen Heiligen stand in der allgemeinen Wahrnehmung wohl der der männlichen kaum nach. In Ravenna sind aus der frühen Zeit der Kirchen noch Abbildungen von 22 Märtyrerinnen erhalten. Doch wurde die Zahl der offiziell verehrten und namentlich bekannten allmählich zurückgedrängt. Fragen wir uns kurz selber: Von den vierzehn Nothelfern sind – wie viele weiblich?

Es sind drei: Barbara, Katharina und Margarethe, nach den meisten Überlieferungen. Das genügte offenbar offiziell für weibliche Vorbilder. Daneben gibt es eine abenteuerliche Anzahl Begleiterinnen der heiligen Ursula, die Elftausend Jungfrauen. Doch sind dies nur Begleiterinnen, namen- und gesichtslose Mitfahrerinnen auf einem flüchtigen Schiff, ähnlich übrigens den vielen christlichen Männern der „thebäischen Legion“.[8] Immerhin sind drei heilige Charakterfrauen besser als nur eine, „das Weib“ des 19. Jahrhunderts, hervorgegangen aus der Doppelfigur Maria/ Eva, welche einige Theologen des Mittelalters spitzfindig zum Prototypus der Frau erklärten: Eva habe das Laster in die Welt gebracht und Maria es wieder aufgehoben, deshalb seien die beiden zusammen eine Figur: „Ave“ (Maria) sei die Umkehrung von Eva.

8 *Legenda Aurea* (wie Anm. 7), 727–732.

Aber es sind eben auch nicht sieben der vierzehn Nothelfer Frauen. Für die reale Hälfte der Menschheit genügt eine kleine Auswahl an Repräsentantinnen.

Im Himmel wie auf Erden prägen die Regeln der traditionellen Wertvorstellungen die Geschichten.

3. Weibliche Heiligkeit – heilige Weiblichkeit?

Nach den vorausgeschickten Überlegungen machen wir uns also auf die Suche nach spezifisch weiblichen Umständen der Heiligkeit und fragen, welche Ansprüche an Frauen im Unterschied zu Männern gestellt sind, um zur Ehre der Altäre zu gelangen.

Es kann dabei vielleicht auch darum gehen, gesellschaftliche Rollenklischees des Mittelalters in den Heiligengestalten wiederzufinden.

Betrachten wir stellvertretend für heilige Frauen die drei Nothelferinnen Barbara, Katharina und Margarethe: „Barbara mit dem Turm, Magdalena mit dem Wurm, Katharina mit dem Radl, das sind die drei heiligen Madl", hieß es über diese Virgines capitales.

Ihre Attribute, die typischen Begleitfiguren oder Gegenstände, an denen man die einzelnen Heiligen erkennt und die eine Eigenheit ihrer Vita hervorheben, verweisen bei Märtyrern normalerweise auf die Art ihrer Folter oder ihrer Todesumstände.[9] Die heilige Barbara ist von einem Turm begleitet, in den sie vom Tyrannen oder von ihrem Vater – Legenden widersprechen sich gern – eingesperrt worden war. Nicht speziell christlich und heilig wirkt dieses Motiv. Wie die Rapunzel im Märchen und Danaë in der griechischen Mythologie ist ein heiratsfähiges Mädchen in einen Turm gesperrt. Im Märchen jedoch findet ihr Geliebter sie, während in der Legende nur das Martyrium ihrer harrt.

Barbara gilt auch als Gewitterheilige und Patronin der Bergleute, weil nach einer Variante Türme und Mauern eingestürzt seien, als sie sich gegen den Willen ihres Vaters zum Gottesdienst begab.

---

9 Für verschiedene Aspekte der Arbeit bediene ich mich bei Karl Künstle, *Ikonographie der christlichen Kunst*, 3 Bde., Freiburg i. Br. 1926–1928; und im *Lexikon der christlichen Ikonographie* (LCI), begr. Engelbert Kirschbaum, hg. Wolfgang Braunfels. 8 Bde. Freiburg im Breisgau u.a.: Herder, 1968–1976.

Barbara, Katharina

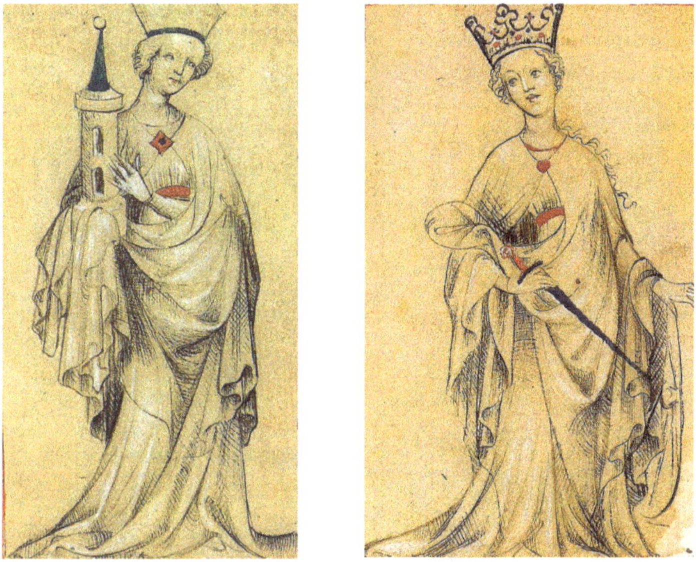

Abb. 8: Hl. Barbara und Katharina, um 1410–20
Zeichnungen in Hartmann Schedels Sammlung.

Die heilige Katharina besitzt wie viele andere Heilige verschiedene Identitäten. Es gibt die historische Catharina von Siena (1347–1380), die bei mehreren Besuchen den Papst im Avignoneser Exil zur Rückkehr zu bewegen versuchte, mit weit stärkeren Konturen, als die Legendenheiligen je erreichen. Doch auch Katharina von Alexandrien ist ganz untypischerweise eine weibliche Gelehrte, welche fünfzig Philosophen widerlegte und bekehrte, Patronin der Universitäten und der Philosophen sowie der Wagner und Müller. (Ihr Attribut, das zerbrochene Rad, soll ursprünglich eine Scheibe als Symbol für Wissenschaft gewesen sein.)
Katharina ist eine der wenigen heiligen Frauen, welche auch oft mit einem Schwert dargestellt sind. Das Schwert bezeichnet ihre Todesart, da sie nach der Legende das Rad überlebte, worauf sie mit dem Schwert zu Tode kam.

Unsere dritte populäre Heilige ist Margarete „mit dem Wurm". Margarethe von Antiochien soll vom Stadtpräfekten Olybrius begehrt und wegen der erhaltenen Zurückweisung ins Gefängnis gesteckt und gefoltert worden sein; nach einer Variante war es ihr Vater, der sie einkerkerte. Dort erschien ihr der Teufel in Gestalt eines Drachen. Sie besiegte ihn durch

„das Zeichen des heiligen Kreuzes", heißt es, weshalb sie von einem Drachen begleitet wird. Dabei konnte das Attribut auch ganz eigenständig und mächtig werden, wie im folgenden Gemälde von Raffael.

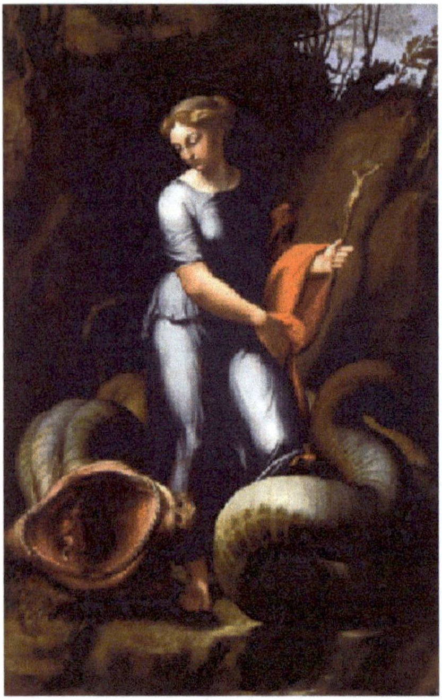

Abb. 9: Raffael, Hl. Margarethe um 1520. Wien.

Der Drache der Legende, eigentlich der Teufel, gleicht in diesem Gemälde einer bedrohlichen Schlange und erinnert daher – sicher nicht unabsichtlich – an die im Paradies, die Verführerin Evas. (Das Wort „wurm" bedeutet im Mittelhochdeutschen Schlange wie auch Drache; vgl. „Lindwurm").

Dies läßt die Variante der Legende begreiflicher erscheinen, dass nämlich der Drache Margarethe verschlungen habe und sie mit Hilfe des Kreuzes bzw. des Kreuzzeichens dem Bauch des Untiers wieder entsteigen konnte. Deshalb ist Margarethe sowohl die Beschützerin der Schwangeren und Gebärenden als auch Besiegerin des Teufels. Im Spätmittelalter wurde ihr Charakter zuweilen ausgesprochen zupackend und sie gewann sogar Züge der listigen Alten, welche „den Teufel auf ein Kissen bindet", ihn mit List besiegt. Und schließlich, doch das führt bereits zu den Frauen des folgenden Abschnitts, wird sie zu einer gefährlichen oder auch bösen Frau, welche selbst den Teufel in die Flucht schlägt. Und ganz konsequent weiter gedacht, gelangen wir sogar zum Bild der Hexe, die zwar sonst mit dem Teufel eher gemeinsame Sache macht, ihn aber hier besiegt. Frauenfeindliche Traditionen vermochten damit die noch größere Boshaftigkeit der „üblen Frau" zu betonen.

Die Magd auf dem Bild von Pieter Breughel, „De dulle Griet", jagt wie eine Furie hinter dem Teufel und seinem Gefolge her und macht ihm so „die Hölle heiß".

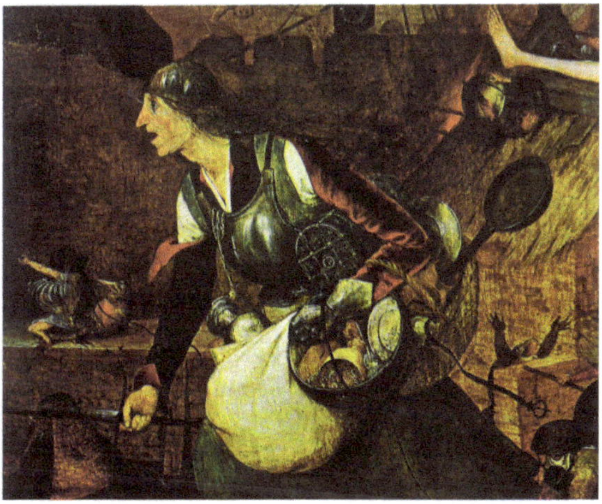

Die „dulle Griet"

Abb. 10: Pieter Brueghel d. Ä., De dulle Griet, Detail; ca. 1562, Antwerpen.

Die beeindruckende Anzahl heiliger Frauen täuscht nicht darüber hinweg, dass die meisten von ihnen gewisse Eigenschaften miteinander teilen. Weibliche Heilige sind, auch wenn einzelne von ihnen stark, asketisch (Magdalena), gebildet und politisch aktiv (Katharina von Siena) sind, doch stets demütig, bescheiden und still duldend, nie aber aggressiv. Diese Behauptung scheint selbstverständlich, muss aber angesichts von Bildern, auf denen weibliche Heilige – wie Katharina – eine Waffe tragen, festgehalten werden.

Mit einem Schwert ist außerdem ganz selten Maria als leidende Gottesmutter, Mater dolorosa, unter dem Kreuz dargestellt, so die Schmerzensmutter in der Kirche von Waltensburg des Waltensburger Meisters von ca. 1330. Die „Sieben Schmerzen Mariä" sind als sieben Schwerter visualisiert, die ihr Herz durchbohren, etwa im spätgotischen Huldigungssaal des Rathauses von Goslar.

Eine durch und durch „weibliche" Heiligenlegende ist das romantische Rosenwunder, bekannt aus den Fresken Moritz von Schwinds in der Wartburg. Angeblich soll Elisabeth von Thüringen, während einer

Hungersnot die Armen zu speisen versuchend, von ihrem Gemahl Ludwig zur Rede gestellt worden sein, was sie da in ihrem Korb trüge. Allerdings gehört das nicht zu den traditionellen Legenden der Elisabeth von Thüringen und passt nicht zu dieser selbständigen Frau, obwohl sie als königliche Wohltäterin und Mutter gilt.[10] Vielmehr ist das die Legende um ein Königstöchterchen, das den unbedingten Drang verspürt, den Armen Gutes aus Schlossküche und -keller zu bringen. Als sie jedoch am Tor von ihrem Vater, dem bösen König, erwischt und zur Rede gestellt wird, behauptet sie, sie hätte in ihrer Schürze nur weiße und rote Rosen. Eine klare Lüge? Nein, denn ein Wunder hat (kurz vorher, hoffentlich) tatsächlich die Sachen verwandelt, und so steht sie, unschuldig, naiv, ein bisschen listig und redegewandt, und im Recht. Honni soit, wer hier spitzfindig nachdenkt. Dieser Figur verwandt ist die hl. Dorothea, welche im Kerker, statt zu schmachten, den bevorstehenden Garten Eden sieht und ihrem Peiniger noch rote und weiße Äpfel daraus schickt. Auch sie wird als Jungfrau mit Körben dargestellt.

So hat man sie gern, weibliche Heilige: jungfräulich, naiv, ein bisschen listig und redegewandt auch, aber immer mitleidig, selbstlos und hilfsbereit.

4. Glaubensheldinnen

Gegenüber den leidenden christlichen Frauen – denen, wie wir gesehen haben, leidende Männer entsprechen, – bot das Alte Testament auch tatsächlich heroische Frauengestalten, kämpferische, ja kriegerische Frauen, die dennoch als christliche Vorbilder akzeptiert sind; zuweilen werden sie direkt als heilig bezeichnet – was allerdings nicht korrekt ist.
Am eindrücklichsten und bekanntesten ist Judith, die sich in verschiedener Hinsicht von andern unterscheidet, sich dem demütigen christlichen Frauenbild radikal entgegensetzt und dennoch eine integre weibliche Heiligenfigur, oder wenigstens eine überaus beliebte Vorbildfigur ist.

Keine Frau des Alten Testamentes ist so bekannt und so häufig dargestellt – außer Eva – wie Judith. Und dazu gleich mit zwei erschreckenden Attributen: einem Schwert – was soll eine Frau mit einem Schwert? – und einem abgeschlagenen Männerkopf. Dass eine solche Idee und ihre Darstellung schlechterdings skandalös waren, kann man sich vorstellen.

10 *Legenda Aurea* (wie Anm. 7), 874–895.

Es gibt einen denkwürdigen Streit um Donatellos Skulptur der Judith für die Medici-Familie in Florenz, weil es die Stadtbürger verärgerte, „dass eine Frau einen Mann töte“. Schließlich musste sie 1504 Michelangelos David – der seinerseits auch als Kopfjäger mit dem Haupt des Goliath dargestellt wird – von ihrem prominenten Standort auf der Piazza della Signoria weichen.[11]

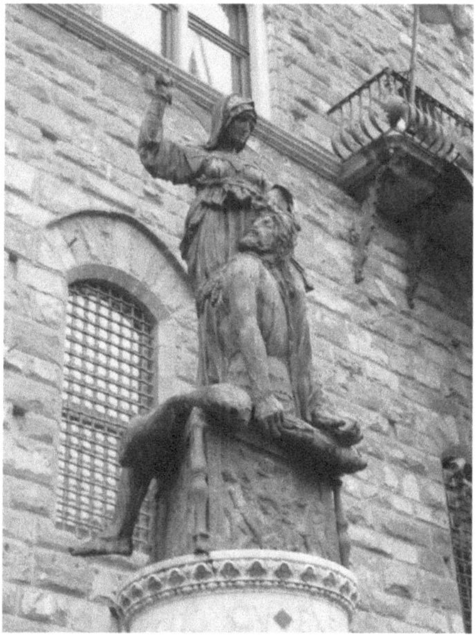

Judith von Donatello

Abb. 11
Donatello, Judith und Holofernes, um 1455, Florenz.

Ihre Geschichte ist im Buch Judith ausführlich erzählt.[12] Die hochangesehene jüdische Witwe rettete ihr Volk aus der Gewalt der Assyrer, indem sie ihre Heimatstadt Bethulia von der auswegslosen feindlichen Belagerung befreite.

Aus eigenem Entschluss schmückt sie sich und begibt sich zusammen mit ihrer Magd Abra ins Feldlager der Feinde, um das Begehren des Feldhauptmanns Holofernes zu entfachen. Sie gibt sich als Verräterin aus

11 Volker Herzner, »Die ‚Judith' der Medici«, *Zeitschrift für Kunstgeschichte*, Bd. 43, Heft 1. München u. Berlin: 1980. Es ist das Ratsprotokoll, welches die Aussage des Herolds wiedergibt, dass diese Judith ein todbringendes Zeichen sei, welches mit der Stadt nicht in Einklang stehe.

12 Das Buch Judith, hier nach: Martin Luther, Hg., *Die ganze heilige Schrift*, Nachdr. München: dtv, 1974; Bd. 2, S. 1674–1698 (Apocrypha 1).

und lebt bei ihm (doch ohne etwas von den Feinden zu sich zu nehmen, sondern sie isst nur von den mitgebrachten Vorräten, wie der Text ausdrücklich festhält). Am vierten Abend, nachdem sie Holofernes betrunken gemacht hat, schneidet sie seinen Kopf säuberlich ab, gibt die Trophäe ihrer Magd in einen Beutel, worauf beide frühmorgens, vorgeblich zum Gebet, den Ort des Schreckens verlassen. In Bethulien wird der Kopf über der Stadtmauer aufgehängt zum grenzenlosen Entsetzen der Feinde.

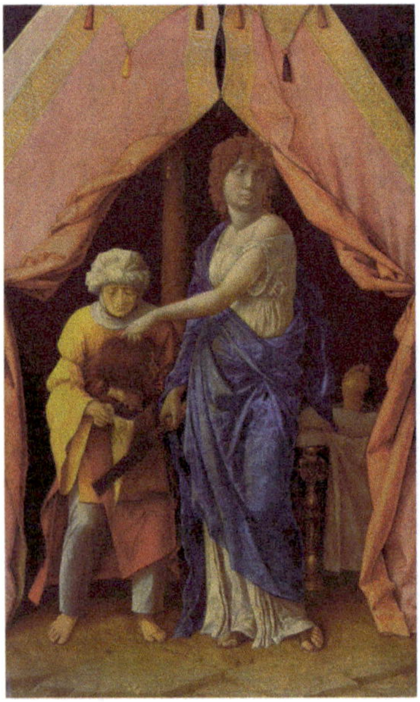

Judith und Magd von Mantegna

Abb. 12
Andrea Mantegna, Giuditta,1490.
Washington.

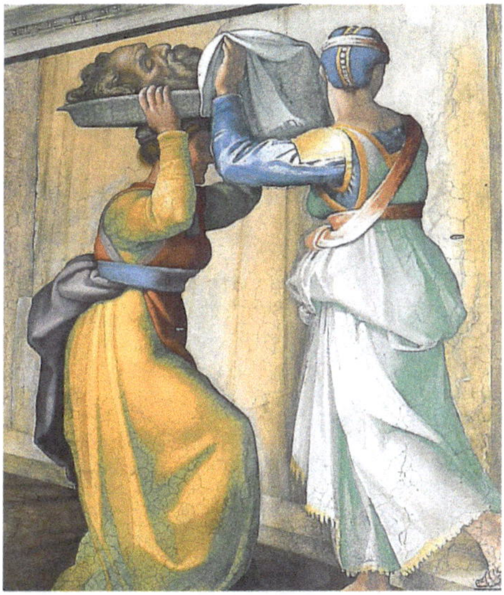

Aufbruch Judiths
von Michelangelo

Abb. 13
Michelangelo, Judith verlässt den erschlagenen Holofernes, 1509. Vatikan, Rom.

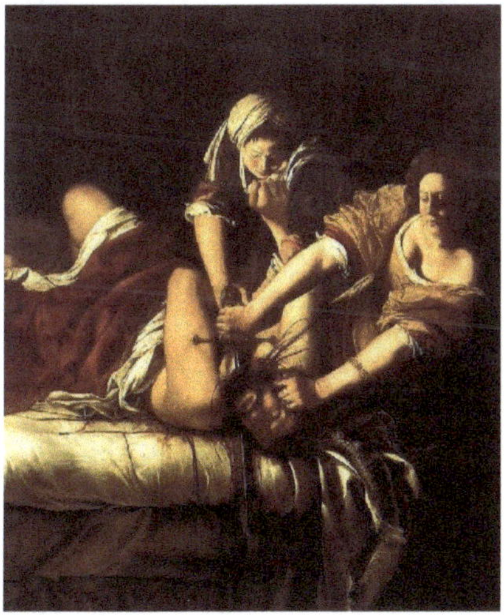

Judith an der Arbeit
von Gentileschi

Abb. 14
Artemisia Gentileschi, Judith tötet Holofernes, nach 1612/ 1620. Neapel.

Unzählige Male wurde die Heldentat der Judith auf Bildern dargestellt. Selten jedoch hat jemand die körperliche Gewaltsamkeit ihres Tuns so drastisch gezeigt wie die Malerin Artemisia Gentileschi. Sie stellt die beiden Frauen in einer heiligen Konzentration dar, mit aufgekrempelten Ärmeln, kompetent bei der Sache.[13]

Mit gleichem grausamem Eifer war auch Jael tätig, als sie den Feldherrn Sisera mit einem Zeltpflock tötete und damit die Kinder Israels befreite.[14]

Und die Massagetenkönigin Tomyris (auch Thamar, Tamaris), oft anstelle von Esther die dritte im Bund dieser Heldinnen[15], tötete den König Cyrus, dafür, dass er ihren Sohn hatte umbringen lassen, auf ebenfalls eindrückliche Art. Sie lässt das Haupt in einem Behälter mit Blut legen, damit er seinen Blutdurst stillen könne. Ihre Geschichte ist bei Herodot überliefert.[16]

---

13 Vgl. Mieke Bal, »Head Hunting. Judith on the cutting edge of knowledge«, in A. Brenner, *A Feminist Companion to Esther, Judith and Susanna.* Sheffield Academic Press, 1995, 253–285.

14 Richter 4,22. Artemisia Gentileschi hat auch diese Szene ergreifend zupackend gemalt: „Jael tötet Sisera", um 1620.

15 Die Triaden gehören zu Zyklen von Neun Heldinnen (Nine Worthies oder neuf preuses), welche analog zu den Neun Helden im Spätmittelalter oft für die bürgerliche Öffentlichkeit dargestellt wurden.

16 Herodot, *Historien*, Buch 1, CCXIV, hg. Josef Feix. Düsseldorf: Artemis & Winkler und Patmos, 2001 (Tusculum, gr-dt.).

Tötende Vorläuferinnen Marias

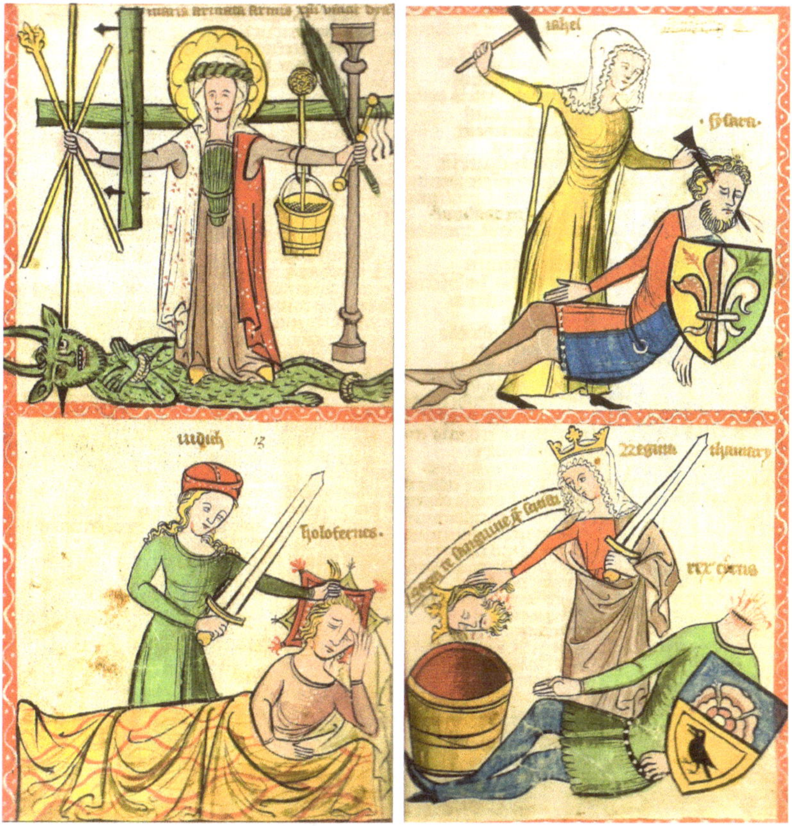

Abb. 15: Maria, die den Teufel durch ihre guten Taten besiegt; darunter ihre Vorläuferin Judith beim Anschlag auf den schlafenden Holofernes. Darmstädter Heilsspiegel, um 1360.

Ebenso Vorläuferinnen: Jael tötet den feindlichen Feldherrn mit einem Zeltpflock, Tomyris (Thamary) legt den abgetrennten Kopf des Königs Cyrus in eine Schüssel.

Es darf davon ausgegangen werden, dass Judith eine unangezweifelte Heldin des jüdischen Volkes und für die Christen des Mittelalters also eine Vorläuferin von Maria war. Ihr Sieg über Holofernes ist zu verstehen als typologische Vorausdeutung auf Marias Sieg über den Teufel, wie es die „Armen-“ oder „Bilderbibeln“ (*Speculum humanae salvationis)* darstellten.

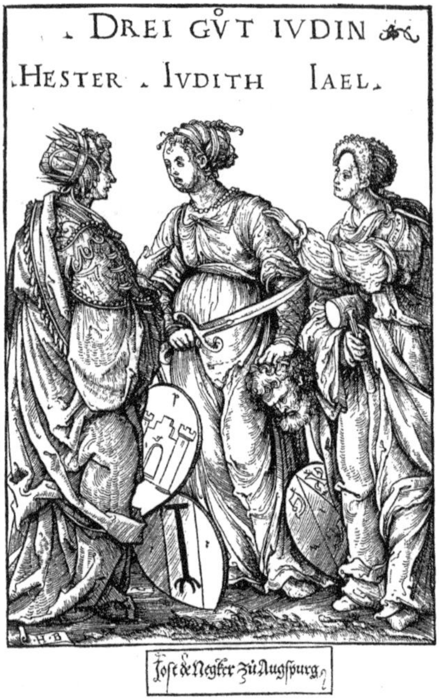

Drei Heldinnen

Abb. 16
Hans Burgkmair d. Ä., Drei guot Jüdin, 1519. Esther, Judith, Jael.

Burgkmair teilte die neun Heldinnen in Triaden von „guten Jüdinnen", guten Heidinnen und guten Christinnen auf, weshalb Thomyris als nichtbiblische Figur durch Esther ersetzt ist.

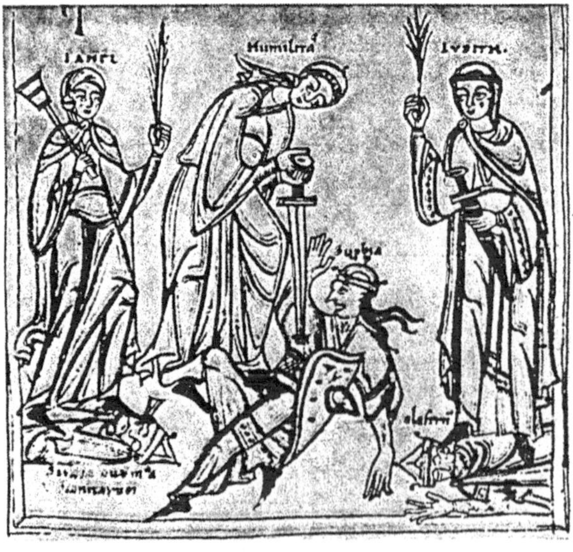

Humilitas: Demut besiegt den Hochmut

Abb. 17
Humilitas tötet Superbia; daneben Judith und Jael. Speculum Virginum (vor 1150).

Es ist eine Eigenheit des Mittelalters, dass eine allegorische weibliche Figur – hier also die Demut – den Gegner mit einem Schwert besiegen darf: ausgerechnet die Demut. Dass man eine solche Darstellung akzeptierte, erklärt, wie unkörperlich Judith in der gleichen Position wahrgenommen wurde. Das änderte sich in der Renaissance allmählich.

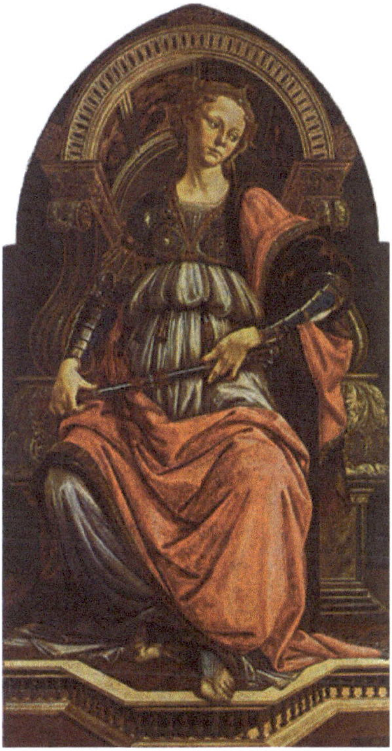

Fortitudo:
Allegorie von Kraft und Tapferkeit

Abb. 18
Sandro Botticelli (1445–1510): Stärke (Fortitudo) 1470. Florenz, Uffizien.

Die allegorische Gestalt der Fortitudo kann ebenso als Judith gelesen werden – ihr rechter Fuß ruht auf einem angedeuteten Haupt – und umgekehrt: Judith versinnbildlicht (Glaubens-)Stärke, Kraft, Überlegenheit.

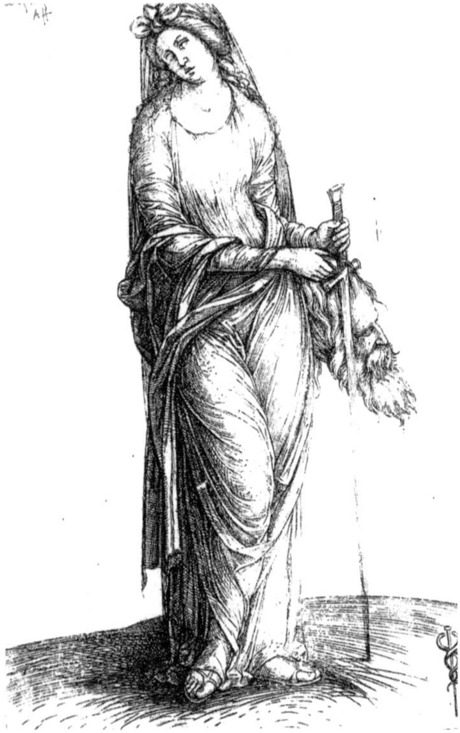

Judith als Heiligen-Ikone

Abb. 19
Jacopo de' Barbari, Judith (um 1501/03).

Was im Mittelalter so diskret abgehoben, ernst und ideenhaft dargestellt wurde, erhielt in der Renaissance Körper, Realität und Sinnlichkeit.[17] Ganz anders als die bisher gezeigten – obwohl Ähnlichkeiten vorhanden sind – wirken nun die folgenden Darstellungen.

17 Vgl. dazu Robert W. Scribner, »Vom Sakralbild zur sinnlichen Schau. Sinnliche Wahrnehmung und das Visuelle bei der Objektivierung des Frauenkörpers in Deutschland im 16. Jahrhundert«, in: *Gepeinigt – begehrt – vergessen*, hg. Klaus Schreiner und Norbert Schnitzler. München: Fink, 1992, 309–336.

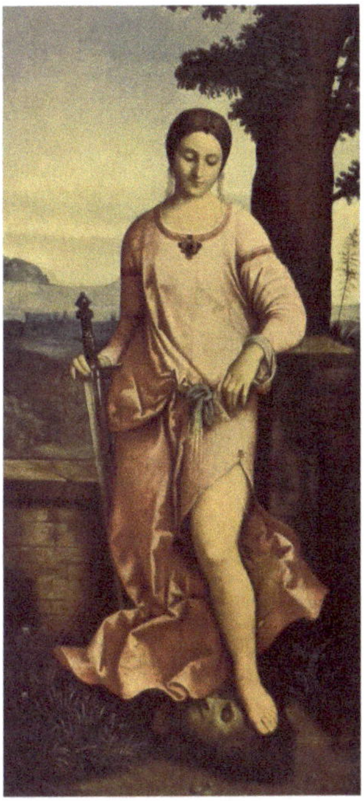

Die Judith von Giorgione

Abb. 20
Giorgione, Judith, 1504, Leningrad

Diese Judith von Giorgione ist zweifellos ein faszinierendes Meisterwerk. Schillernd ungewiss ist die darin enthaltene Aussage. Sie ist eine ruhige, selbstsichere Schöne, so selbstverständlich mit dem irritierenden Schwert, und dann erst erkennt man unter ihrem linken Fuß den Kopf – des Holofernes. Sie ist immer noch eine allegorische Figur der Tugend, Virtus, welche Kraft (Fortitudo) mit Keuschheit (Castitas) vereint. Wie eine Maria, die den Kopf der Schlange zertritt (wiederum AVE als Umkehrung von EVA), und doch anders. So ganz unkörperlich-allegorisch kann man sie nicht sehen.[18]

Es geschieht eine allmähliche Vermischung zweier Themen, zweier Figuren, die doch gegensätzlicher nicht sein könnten.

18 Jan Białostocki, »La gamba sinistra della ‚Guiditta': Il quadro di Giorgione nella storia del tema«, in *Giorgione e l'umanesimo veneziano*, ed. Rodolfo Pallucchini. (Civiltà veneziana. Saggi, 27.) Firenze 1981.

Judith mit dem Kopf des Holofernes

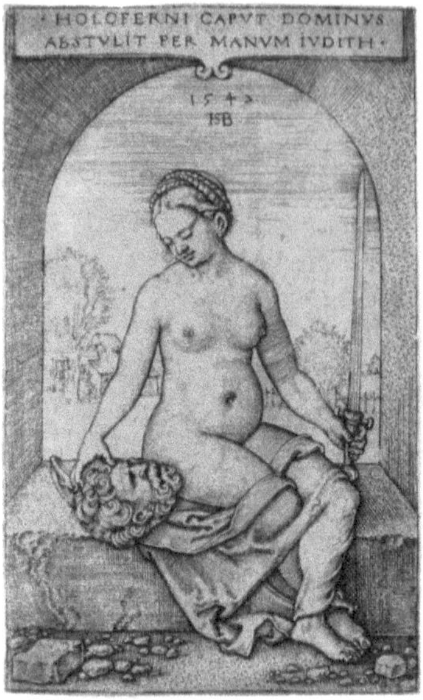

Abb. 21
Hans Sebald Beham, Judith mit dem Haupt des Holofernes (1547). Überschrift: Der Herr hat durch Judiths Hand Holofernes das Haupt genommen.

Auch in diesem Bild des Nürnberger Malers und Kupferstechers Hans Sebald Beham schaut Judith ihrem erlegten Feind versonnen ins Gesicht, fast als bereue sie ihre Tat. Oder als wundere sie sich über die seltsame Tatsache, dass dieser fürchterliche Feind ihrer tötenden Hand willenlos ausgeliefert war.

Hier nun treffen sich Darstellungen von großer Ähnlichkeit, zuweilen fast ununterscheidbar, der Judith mit – Salome.

Erinnern wir uns: Salome ist doch nicht im Entferntesten eine Heilige, und doch sieht sie ikonografisch der Judith zum Verwechseln ähnlich. Sie ist die Tochter der Herodias, die Nichte des Herodes, der Johannes den Täufer auf seiner Burg Machaerus gefangen hielt. Laut der biblischen Überlieferung soll ihre Mutter Salome angestachelt haben, den Kopf Johannes des Täufers zu wünschen, als Herodes, hingerissen von ihrem Tanz, ihr die Hälfte seiner Reichtümer offeriert.[19]

19 Matth. 14,1–12; Markus, 6,14–29. Den Namen Salome nennt Flavius Josephus, *Antiquitates Judaicae* 18,6 und behauptet, das Ganze sei ein Plan zwischen Herodes und Herodias, um den Täufer bei passender Gelegenheit loszuwerden.

Johannes der Täufer ist in dieser Konstellation der Heilige. Sein Haupt, auf einer Platte oder in einer Schüssel in den zahllosen Darstellungen in Kirchen, lässt an eine Reliquie denken. Es ist also direkt umgekehrt zur Judith-Situation: Hier der heilige im Gegensatz zum „bösen", feindlichen Kopf, präsentiert hier von einer manchmal zwar „unschuldigen" jungen, oft aber einer durch und durch verdorbenen, ja lüsternen Frau, im andern Fall von der heiligmäßigen, heldenhaften Retterin des jüdischen Volkes. In beiden Fällen wird aber ein Männerkopf wie eine Trophäe von einer Frau vorgezeigt.

Wir können uns bei manchen Darstellungen kaum zurechtfinden. Und gewiss ist das vom jeweiligen Maler beabsichtigt. Häufiger sind es nur Zeichnungen, wohl mutiger und verwegener, etwas Ungehöriges wagend. Die folgende Zeichnung, früher Botticelli zugeschrieben, zeigt Judith triumphierend, und ihre Haltung erinnert an eine „Tanzende Salome" von Lucantonio degli Uberti, beide in der Sammlung Albertina, Wien.

Judith und Salome: Triumphierende Kopfjägerinnen

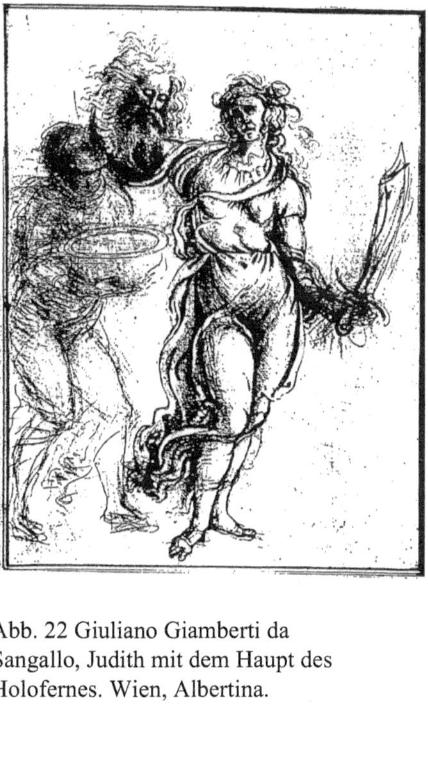

Abb. 22 Giuliano Giamberti da Sangallo, Judith mit dem Haupt des Holofernes. Wien, Albertina.

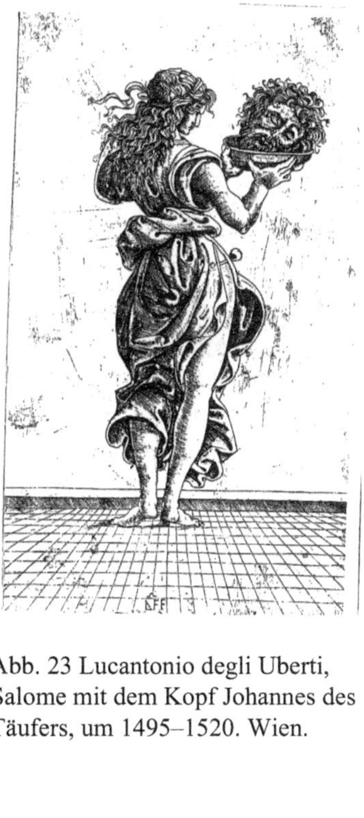

Abb. 23 Lucantonio degli Uberti, Salome mit dem Kopf Johannes des Täufers, um 1495–1520. Wien.

Indizien sind zwar: Judith ist meist zu zweit mit ihrer Magd – doch es können auch Salome und ihre Mutter sein. Der Kopf des Holofernes wird in einen Beutel gesteckt – doch manchmal liegt auch er auf einer Schüssel. Die Tänzerin ist Salome: doch manchmal ist auch Judith, wie hier, mit einem leichten Schritt, fast tanzend, gezeichnet oder gemalt.

Die Doppeldeutigkeit ist kein reiner Zufall. Vielmehr gibt es zwischen „guten“, tugendhaften Frauendarstellungen auch die von „schlechten“, verrufenen, und manchmal ganz ähnliche.

Lucas Cranach: Judith und Salome

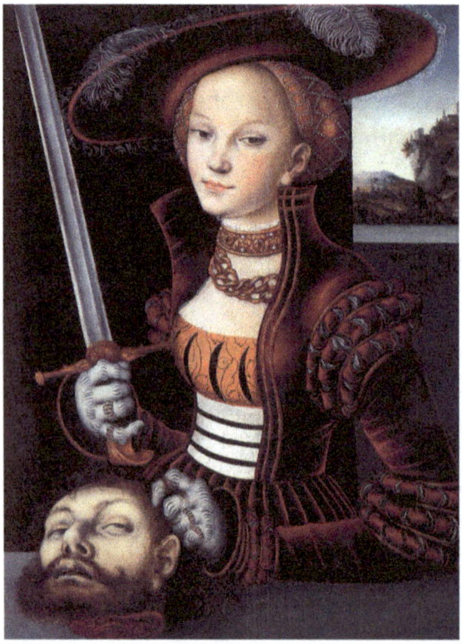

Abb. 24: Lucas Cranach, Judith mit dem Haupt des Holofernes, ca. 1530. Berlin.

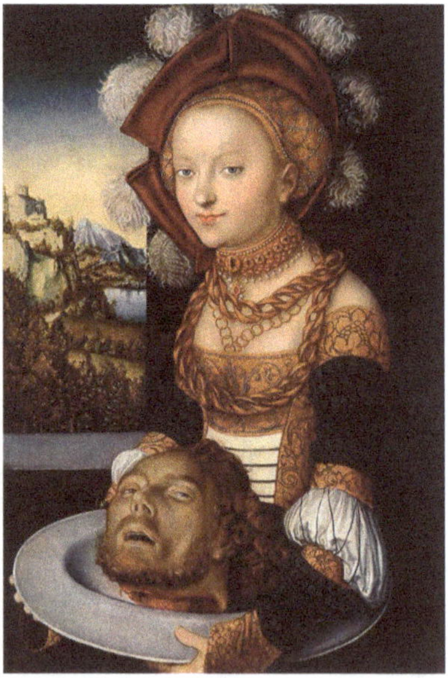

Abb. 25: Lucas Cranach, Salome, ca. 1530. Budapest.

So sind Judith, Jael und Tomyris, die Heldinnen, welche die Feinde ihres Volkes eigenhändig umbrachten, durchaus parallel mit etwa Dalila, auch aus dem Alten Testament, die Samson sein Geheimnis entlockte und seine übermenschliche Kraft mit dem Abschneiden seiner Locken brach.[20] Also auch Frauenlist. Und auch mit kriegerischen Frauen wie die Amazonen oder Semiramis, die gar keinen guten Ruf unter den Kirchenleuten des Mittelalters besaßen, sind sie zu assoziieren. Und nun also mit Salome. Beide, Judith und Salome, sind im 19. Jahrhundert als Versionen der berüchtigten „Femme fatale" zu finden.[21]

Zweimal Judith?

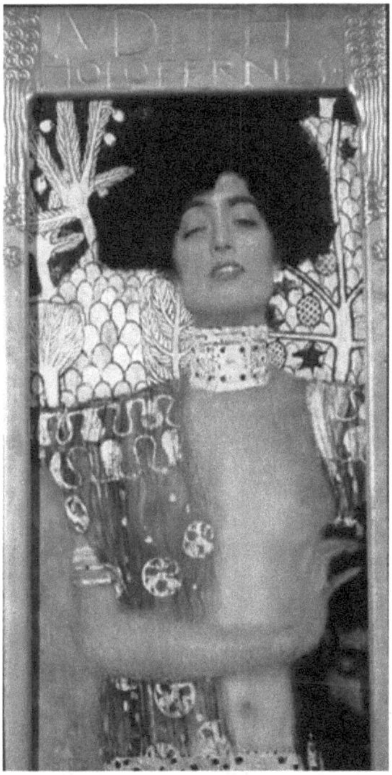

Abb. 26 : Gustav Klimt, Judith I (mit dem Kopf des Holofernes), 1901. Wien.

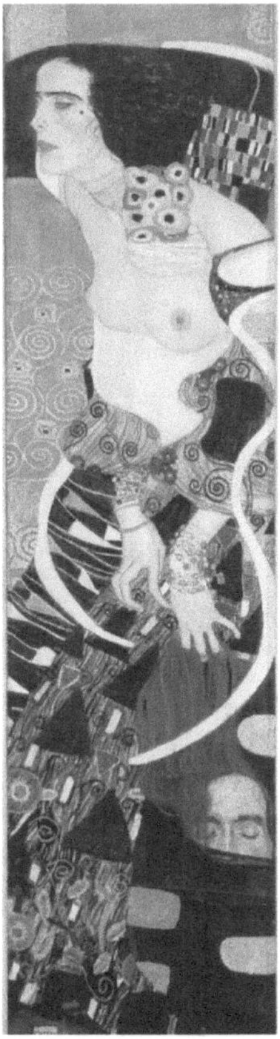

Abb. 27: Gustav Klimt, Judith II (Salome), 1909. Venedig.

20 Dalila horcht im Auftrag der Philister Samson aus und entdeckt das Geheimnis seiner Kraft in dessen ungeschnittenen Locken: Richter 16; hg. Luther, CXVXVI, S. 484–487.

21 Vgl. dazu vor allem Heiner Weidmann, »Die doppelte Salome. Zur Konstruktion der Femme fatale«, *KulturPoetik* , Band 4 (2004), Heft 2, 149–152.

Vielleicht hängt es ja nur davon ab, für wen die Geschichte jeweils „fatal“ ausgeht...

Die beiden Frauenbilder von Gustav Klimt sind beide als „Judith“ bezeichnet, wobei die Judith II von 1909 auch den Alternativ-Titel „Salome“ trägt. Ein Kommentator behauptet, dass auf dem zweiten Bild eher ein „grässlicher Orgasmus“ dargestellt sei als eine fromme Tat, bei Judith I bemerkt er die Nähe zur Klytämnestra.[22]

Ins Bild drängt nun eine Frauengestalt mit einem ganz anderen Hintergrund. Die Römerin Lucretia. Keine Heilige, gewiss nicht. Und doch etwa das krasseste Beispiel von weiblicher Selbstaufopferung, von Selbstaufgabe.[23]

Titus Livius und Cassius Dio erzählen, dass die römische Matrone Lucretia erst einmal als die Keuscheste aus einer Art Wettbewerb hervor ging.[24] Die Männer hatten während der Belagerung von Ardea wohl aus Langeweile von ihren Ehefrauen geprahlt und, zur Überprüfung des Wahrheitsgehaltes, überraschten sie diese eines Nachts. Schon dies ist ein seltsamer Gedanke, dass ausgerechnet die Keuschheit derart zu testen sei. Der Sohn des Tyrannen, Tarquinius Superbus, schlich sich bald darauf heimlich in Lukretias Schlafgemach und drohte, wenn sie ihm nicht zu Willen sei, würde er einen schwarzen Sklaven und sie ermorden und beide ins gleiche Bett legen. Um ihrer Familie diese Schande zu ersparen, gab sie nach. Am nächsten Tag rief sie die Familie zusammen, erzählte das an ihr begangene Verbrechen und beging vor allen Selbstmord. In der Folge führte der junge Verwandte Brutus mit eben demselben blutigen Dolch den Aufstand zum Sturz der Tyrannen an und leitete damit die nächste Epoche der römischen Geschichte ein.[25]

Die zahlreichen Darstellungen der Lucretia als Einzelfigur zeigen die Nähe und Verwandtschaft zu Judith. Beide stehen am Anfang eines Umsturzes bzw. der Befreiung eines Volkes. Die eine, Judith, setzt ihre Verführungskünste bewusst ein und ermordet den Feind ihres Volkes. Die andere ist Opfer in jeder Hinsicht, gegenüber dem Tyrann und dann

22 Gilles Néret, *Gustav Klimt, 1862–1918*. Köln: Benedikt Taschen, 1993, 28, 29.

23 Dazu mein Aufsatz: Pia Holenstein, »Passion der Tugend: Lukrezia«, *Deutsche Vierteljahrsschrift für Literatur und Geistesgeschichte 1,* 68. Jg. (1994), 1–21.

24 Titus Livius, *Die Anfänge Roms* (Ab urbe condita), Buch I, 57–58. München: dtv-Artemis, 1991, S. 111–113.

25 Livius, Buch I, 59, S. 113–116.

für die Ehre ihrer Familie. Denn das Verhängnis ist bereits geschehen. Sie bringt sich um, um ihrer Familie Schande zu ersparen. Und fatalerweise ist dieser Umstand auch noch der Grund, warum Augustinus sie nicht zur Heiligen machen wollte: Sie hatte ja nichts mehr zu bewahren, meinte der Kirchenvater einigermaßen lakonisch. Er konstruiert ein Dilemma: Tötet sie sich zu Recht, beweist sie ihr schuldiges Einverständnis mit dem Vergewaltiger; spricht man sie frei von der Sünde der Unkeuschheit, ist sie zu verurteilen für den Selbstmord als willentlichen Mord an einer unschuldigen Frau.[26] Noch lange diente Lukretia für seltsame gesellschaftspolitische Stellungnahmen: „Hab Dank, Lucretia, deiner Ehr, jtzund ersticht sich keine mehr," steht zynisch unter einem Holzschnitt des 15. Jahrhunderts,[27] und bedeutet wohl: Bei euch Römern wussten die Frauen noch, was sich ziemt, oder: Wie schön wäre es, wenn sich die Frauen immer noch selbstlos für die Ehre ihrer Ehemänner opferten.

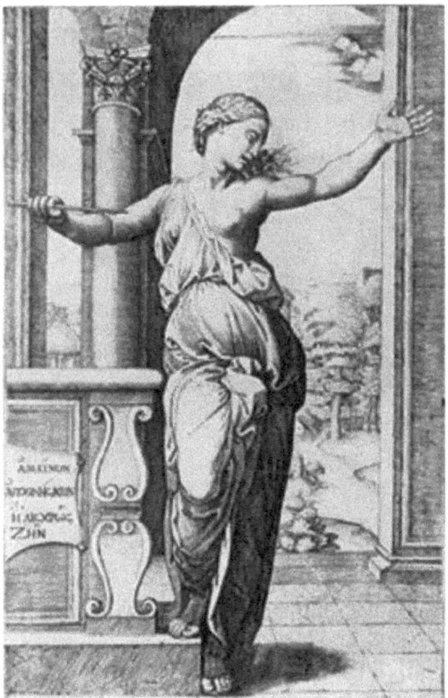

Lukretia

Abb. 28
Marcantonio Raimondi, Lucretia, ca. 1510/11.

Lukretia ist keine Schwester von Judith, nicht wie Jael, Tomyris oder Esther, die alle dann und wann mit ihr zusammen aufgeführt werden, und

26 Augustinus, *Vom Gottesstaat*, Buch I, Kap. 19. München: dtv, 1977, Bd. I, S. 34–37.

27 Eduard Fuchs, *Illustrierte Sittengeschichte vom Mittelalter bis zur Gegenwart*, Band 1: Renaissance. München: Langen, 1909, 256, Nr. 225.

erst recht nicht von Salome. Sie fügt sich selber die Strafe zu, damit die Männer „über ihrer Leiche“ sich gegen den Tyrannen, das Unrecht empören und ein Volk befreien können.

Wir sind weit von den „richtigen“ Heiligen. Und doch: Lucretia ist natürlich nichts anderes als ein Vorbild für zahllose christliche heilige Frauen, die zur Bewahrung ihrer Keuschheit zu Märtyrerinnen wurden. Die *Gesta Romanorum* machen sie zu einem Exempel für die Seele, die sich nur Gott widmet.[28] Nach Augustinus und der *Historia Scholastica* zählt auch die *Legenda Aurea* eine ganze Reihe von solchen Keuschheits-Märtyrerinnen auf.[29] Die Jungfrauen unter ihnen stehen dabei höher, weil sie das Gut der Virginität vor dem Ansturm bewahren, doch auch die Ehefrauen erhalten später mildere Richter.

Immerhin ist dies wohl eine sehr weibliche Art der Heiligkeit. Wenn wir denn den Joseph in Ägypten, der von der Frau des Potiphar belästigt wird, als Ausnahme gelten lassen für ein männliches Opfer der Keuschheit.[30]

Für den Inbegriff der „Frau“, weder heilig noch richtig böse, sondern einfach menschlich, steht in der Bibel Eva. Sie gilt allerdings als Verführerin ihres Gefährten, was ein Maler oft zu unterstreichen versteht, indem er der Schlange einen Frauenkopf gibt, der manchmal sogar der Eva ganz ähnlich sieht. Dadurch ist sie dem Bösen aufs engste verbunden.

---

28 *Gesta Romanorum*, hg. Hermann Oesterley. Berlin 1872. 2. Reprint: Hildesheim 1980, Kap. 135, S. 162f.

29 Augustinus, *Vom Gottesstaat*, Buch I, Kap. 19, Bd. I, S. 34–37. Petrus Comestor, *Historia Scholastica* in Migne, *Patrologia Latinae*, 198, 1053–1722.

30 1. Mose 39.

Eva und die Schlange

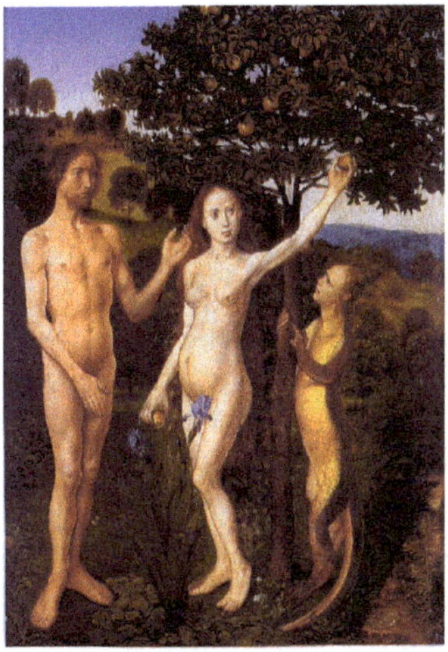

Abb. 29
Hugo van der Goes, Die Versuchung, Detail, um 1470. Kunsthistorisches Museum, Wien.

Bei einigen Heiligen und vorbildlichen Frauen wie Lukretia, Judith, Margarethe, Katharina lässt sich in der bildlichen Darstellung wie in der Diskussion zuweilen ein merkwürdiges Oszillieren von Zweifel, Unterstellungen und unterschwelliger Kritik spüren. Auf Eva ist darin verwiesen als auf die Frau, welche die Welt ins Unglück stürzte, indem sie Adam verführt habe; Heldinnen wie Judith sind Salome oder ihrer Mutter angenähert, welche den Kopf des Heiligen aus Rache, Geiz oder Wollust verlangt haben sollen. Letztlich spukt darin das Bild der gefährlichen Frau, Hexe statt Heilige oder wenigstens beides zugleich, als die verderbenbringende Verführerin.

Verzeichnis der Abbildungen

Abb. 1: *Rochus* Quentin Massys, Der hl. Rochus mit einem Engel, um 1519, rechter Altarflügel, Detail. München, Alte Pinakothek. Aus: Die Welt der Heiligen, hg. Norbert Wolf. München etc.: Prestel, 2004, S. 98.

Abb. 2: *Laurentius* Jacques de Besançon, Martyrium des hl. Laurentius, 15. Jh. Miniatur aus Jacobus de Voragine, *Legenda aurea*, trad. Jean de Vignay. Paris, ca. 1480-1490. BNF, Cote Français 245, fol. 34.

Abb. 3: *Vitus/ Veit* Das Martyrium des Hl. Veit im Kessel mit siedendem Öl, (1514/17). Altar der Veitskirche in Flein.

Abb. 4: *Erasmus* Dieric Bouts der Ältere, Martyrium des hl. Erasmus; um 1458, Sankt Peterskerk, Louvain.

Abb. 5: *Bartholomäus* Der hl. Bartholomäus. Michelangelo Buonarroti, Das Jüngste Gericht, 1536–41, Detail. Fresko. Cappella Sistina, Rom.

Abb. 6: *Agatha* St. Agatha. Stundenbuch von Beauvais („Heures de Pierre Cauchon"), f. 87; Rouen, ca. 1430–1432. Collection of Margot and David Nishimura. http://www.chd.dk/dismembra/sothebyhours.html

Abb. 7: *Vierzehn Nothelfer* Die vierzehn Nothelfer vor Maria mit dem Kind. Tafelbild eines steiermärkischen Meisters (um 1500); Landesmuseum Joanneum, Graz.

Abb. 8: *Barbara und Katharina* Hl. Barbara: oberdeutsch (?), um 1410–20; aus: Die Graphiksammlung des Humanisten Hartmann Schedel, hg. Beatrice Hernad (München: Prestel, 1990), S. 217, T. 18. Kat. 55; Hl. Katharina, S. 224, T. 19. Kat. 59.

Abb. 9: *Margaretha* Raffael, Hl. Margarete, um 1520. Wien, Kunsthistorisches Museum.

Abb. 10: *Die „dulle Griet"* Pieter Brueghel d. Ä., De dulle Griet, ca. 1562. Detail. Antwerpen.

Abb. 11: *Judith von Donatello* Donatello, Judith und Holofernes, um 1455, Florenz.

Abb. 12: *Judith und Magd von Mantegna* Andrea Mantegna, Judith mit ihrer Magd Abra, um 1495 (a. andere Angaben). Washington, National Gallery of art, inv. 1942.9.42 Öl/Holz.

Abb. 13: *Aufbruch Judiths von Michelangelo* Michelangelo, Judith und Abra verlassen den erschlagenen Holofernes, 1509. Fresko. Rom/ Vatikan, Eckzwickel über Ostwand der Cappella Sistina, Rom. http://it.wikipedia.org/wiki/Giuditta_(Bibbia)

Abb. 14: *Judith an der Arbeit von Gentileschi* Artemisia Gentileschi (1593 bis ca. 1654), Judith tötet Holofernes, nach 1612/1620. Öl/Lw. Neapel, Museo Capodimonte.
(Aus: http://www.settemuse.it/pittori_scultori_italiani/)

Abb. 15: *Tötende Vorläuferinnen Marias* Heilsspiegel (Darmstädter Handschrift 2505), um 1360. Heilsspiegel: Speculum humanae salvationis, Kap. XXVIII, fol 56v–57r. Darmstadt: WBG, 2006.

Abb. 16: *Drei Heldinnen* Hans Burgkmair d. Ä., Drei guot Jüdin, 1519. Esther, Judith, Jael. Graphische Slg. Albertina, Inv. 1934/115.

Abb. 17: *Humilitas* Humilitas tötet Superbia, daneben Judith und Jael. Speculum Virginum (vor 1150). London, BM Arundel MS 44, fol 34v.

Abb. 18: *Fortitudo* Sandro Botticelli (1445–1510): Stärke (Fortitudo) 1470. Florenz, Uffizien.

Abb. 19: *Judith als Heiligen-Ikone* Jacopo de' Barbari, Judith (um 1501/03). Kupferstich. München, St. Gr. Slg. Aus: Die Graphiksammlung des Hartmann Schedel (wie Abb. 8), S. 140, Kat. 3.

Abb. 20: *Die Judith von Giorgione* Giorgione, Judith, 1504, Leningrad.

Abb. 21: *Judith mit dem Kopf des Holofernes* Hans Sebald Beham, Judith mit dem Haupt des Holofernes (Judith unter dem Bogen), (1547).

Abb. 22: *Die fast „tanzende" Judith* Giuliano Giamberti da Sangallo, Judith mit dem Haupt des Holofernes. Wien, Sammlung Albertina.

Abb. 23: *Salome* Lucantonio degli Uberti, Salome mit dem Kopf des Johannes des Täufers, um 1495–1520. Wien, Sammlung Albertina.

Abb. 24 und 25: *Cranach, Judith und Salome* 24: Lucas Cranach, Judith mit dem Haupt des Holofernes (Siegreiche Judith), ca. 1530. Öl auf Lindenholz, Jagdschloss Grunewald, Berlin.
25: Lucas Cranach, Salome, ca. 1530. Budapest, Szépmüvészeti Múzeum.

Abb. 26 und 27: *Zweimal Judith?* 26: Gustav Klimt, Judith I (mit dem Kopf des Holofernes)1901. Öl/ Lw. Österreichische Galerie, Wien.
http://www.artchive.com/artchive/K/klimt/judith_i.jpg.html
27: Gustav Klimt, Judith II (Salome) 1909. Venedig, Galleria d'Arte Moderna.
http://www.brainworker.ch/psychologie/Klimt_JudithII_2.jpg

Abb. 28: *Lukretia* Marcantonio Raimondi, Lucretia, ca. 1510/11, Kupferstich (Nach einer Zeichnung Raffaels von einer antiken Skulptur).

Abb. 29: *Eva und die Schlange* Hugo van der Goes, Die Versuchung, Detail, um 1470. Kunsthistorisches Museum, Wien.

Nova Acta Paracelsica, NF. 22/23 (2008/09), Seiten 51–74

Die Bühne als Kanzel
Der Bieler Prädikant und Dramatiker Jakob Funcklin (1522/23–1565)[1]

MAX SCHIENDORFER

Wir schreiben das Jahr 1525: In Konstanz setzen zwei miteinander verwandte Brüderpaare alles daran, das religiöse und politische Leben in der Bodenseestadt auf eine völlig neue Grundlage zu stellen. Gemeint sind die zwei zur Reformation konvertierten Geistlichen Ambrosius Blarer (1492–1564) und Hans Zwick (1496–1542) sowie die bald einmal einflussreichsten Exponenten in der städtischen Regierung, Thomas Blarer (1499–1567) und Konrad Zwick (1500–1557). Im Jahr zuvor war der Stadtschreiber Jakob Funcklin gestorben, womit dessen gleichnamiger Sohn im Alter von etwa zwei Jahren zum Halbwaisen geworden war.[2] Erst acht Jahre später heiratete die Mutter nochmals. Inzwischen war Konstanz längst offiziell zur Reformation übergetreten (1527); der Bischof hatte ins Exil nach Meersburg weichen müssen, während die geistliche Betreuung der Stadt nunmehr in den Händen von insgesamt sieben reformierten Prädikanten lag. Einer von ihnen, Hans Schnell (*Velocianus*), wurde 1532 Jakob Funcklins Stiefvater.[3] Offensichtlich setzte Schnell sich nun sogleich für das bildungsmäßige Fortkommen des klei-

---

1 Gegenüber verschiedenen in der Forschungsliteratur begegnenden Varianten wie Funckelin, Fünkelin, Fünklin, Fünkli u.a. verdient die Schreibweise Funcklin insofern den Vorzug, als sie vom Namensträger selber in seinen (deutschen) Briefen und amtlichen Schriften durchwegs als Signatur verwendet wurde (die latinisierte Form lautet in aller Regel Funclius). Für sein Geburtsdatum kämen – gemäß einer leider etwas unpräzisen Angabe Ambrosius Blarers (BW Blarer I, Nr. 1616) – neben 1522 auch die ersten Wochen des Jahres 1523 in Betracht.

2 Vgl. Jörg Vögeli, Schriften zur Reformation, 44f., und dort Anm. 92 und 94.

3 Jörg Vögeli, *Schriften zur Reformation*, 1261, Anm. 9346. In den Jahren 1527 und 1528 war Johannes Schnell dagegen noch als Helfer der Konstanzer Kirche zu St. Stephan verzeichnet worden (ebd.); vgl. zu ihm auch Rublack 1971, 159.

nen Jakob ein und konnte – besonders wichtig – für sein Anliegen auch die tatkräftige Unterstützung Ambrosius Blarers gewinnen. Dieser wurde fortan für Jahrzehnte zum übermächtigen Mentor[4] und verhalf seinem Schützling, nach dessen ersten Schuljahren am Konstanzer Gymnasium, zu einem Hochschulstipendium. Ab Pfingsten 1536 begann eine rund fünfeinhalbjährige Studienzeit mit ersten Etappen in Basel, Straßburg und Tübingen.[5] Vermutlich Anfang 1539 begab Funcklin sich sodann auf Vermittlung Blarers nach Isny als Privatschüler des dortigen Pfarrers und berühmten Gelehrten Paul Fagius (1504–1549).[6] Die Schwerpunkte des Unterrichtsprogramms dürften Theologie und Hebräisch gebildet haben, zumal damals Isny speziell für Hebräischstudien zu den attraktivsten Adressen in ganz Europa zählte. 1540/41 wirkte dort nämlich der bedeutende deutschjüdische Gelehrte Elias Levita, um Fagius – seinerseits eine unbestrittene Kapazität – bei der Gründung einer hebräischen Druckerei zu unterstützen.[7] Etwa zweieinhalb Jahre dauerte dieser gewiss besonders intensive und fruchtbare letzte Studienabschnitt.

In Isny erlangte für Funcklin aber noch ein anderer Umstand Bedeutung. Bei Fagius weilten damals drei weitere Konstanzer Privatzöglinge: die etwa 10- bis 12-jährigen Söhne von Thomas Blarer und Konrad Zwick.[8] Deren Erziehung hatte Fagius offensichtlich zu wesentlichen Teilen an Jakob Funcklin weiterdelegiert. Das heißt, Funcklin selber war im Alter von ca. 17/18 Jahren zum Privaterzieher avanciert. Als solcher erwies er sich als offenbar ebenso engagiert wie erfolgreich und beliebt[9], und die Erziehung von Jugendlichen sollte für Funcklin zeitlebens eines

4 Vgl. zuerst BW Blarer I, Nr. 384, wo der damals (Ende 1533) gerade gut zehnjährige *Iacobus Funclius Velocianus* die Hoffnung für angebracht hielt, der große Gönner möge ihn zum Kreis seiner besten Freunde zählen. Weitere Briefe des Knaben an Blarer vgl. ebd. unter Nr. 401, Nr. 519 und Nr. 659.

5 Zu den Basler und Tübinger Semestern haben sich Funcklins Matrikeln erhalten; vgl. *Matrikel Basel*, 12, bzw. *Matrikeln Tübingen*, 291.

6 BW Blarer II, Nr. 877; vgl. auch Nr. 880.

7 Vgl. Raubenheimer 1957, 24–27.

8 Vgl. zuerst BW Blarer II, Nr. 889.

9 Vgl. das positive Urteil von Thomas Blarers Sohn Albert in BW Blarer II, Nr. 907 (10. 7. 1541). Eine der ersten Publikationen aus der neugegründeten Druckerei, eine 1541 erschienene Sammlung hebräischer Sentenzen, hatte übrigens Fagius seinen und Funcklins vornehmen Konstanzer Zöglingen *Alberto Blaurero, Jacobo et Huldrico Zuiccis fratribus germanis* gewidmet; vgl. Raubenheimer 1957, 28f.

der ganz zentralen Anliegen bleiben. Als er im Herbst 1541 in seine Heimatstadt zurückkehrte, tat er dies in Begleitung der erwähnten Knaben[10], für deren Betreuung er auch in Konstanz verantwortlich blieb.

Mit einiger Überraschung vernimmt man sodann, dass Jakob Funcklin sich am 22. Januar 1542, also nur wenige Wochen nach seiner jahrelangen Absenz, vermählt hat: „1542 Jänner 22 haben geheiratet Jacob Funkelin und Anna Grutzerin" – mit dieser lakonischen Formel hat das Konstanzer Ehebuch das für den noch nicht ganz Zwanzigjährigen gewiss epochale Ereignis festgehalten.[11] Bei der Auserwählten handelte es sich um die Konstanzer Bürgerin Anna Grützer, die ihm in den folgenden sechs Jahren vier Töchter zur Welt bringen sollte. Doch bleiben wir vorerst noch im Jahre 1542, für welches zwei weitere bedeutsame Umstände zu verzeichnen sind. Zum einen wurde Funcklin damals zu einer Art persönlichem Adlatus Ambrosius Blarers, in dessen Auftrag er eine ganze Reihe von Kurierdiensten unternahm, so insbesondere wiederholt zum Zürcher Antistes Heinrich Bullinger (1504–1575).[12] Auch nach St. Gallen zu Vadian (1484–1551) können analoge Verbindungen aufgezeigt werden.[13] Mithin fand Funcklin schon in ganz jungen Jahren Zutritt zu den illustren Kreisen der eidgenössischen Reformationsführer. Ein zweites, nicht minder einschneidendes Ereignis war die in Konstanz – wieder einmal – grassierende Pest, der im Oktober 1542 unter vielen andern auch Hans Zwick und der weitere Prädikant Hans Brunner[14] zum Opfer fielen. Während als Nachfolger Zwicks – wenigstens interimistisch – Paul Fagius gewonnen wurde, erhielt im Falle der zweiten Vakanz der noch völlig unerfahrene Jakob Funcklin das obrigkeitliche Vertrauen. Hierzu notiert das Konstanzer Ratsprotokollbuch unter dem 8. November 1542: „Jacob funckeli ist an stat her Hans Brunners zu aim predicanten angnumen vnd bewilligt das er jn doctor Hans zwicken hus sin mag."[15]

10 Mitte Juli hielten sich alle zusammen noch in Isny auf, und zu diesem Zeitpunkt deutete offenbar noch nichts auf ihre baldige Abreise hin; vgl. BW Blarer II, Nr. 909.

11 Zitiert nach Baechtold 1892, Anmerkungen, 91.

12 BW Blarer II, Nr. 942 und BW Bullinger 12, Nr. 1624; ebenso BW Blarer II, Nr. 944 und BW Bullinger 12, Nr. 1632.

13 BW Vadian 7, Nr. 72.

14 Zu Zwick vgl. ausführlich Moeller 1961; zu Brunner vgl. Rublack 1971, 151.

15 Konstanz, Stadtarchiv, B I/49, f. 289v (8. 11. 1542) sowie f. 290v (11. 11. 1542: Bestätigung der Wahl durch den Bürgermeister Thomas Blarer); vgl.

Hinter dieser ehrenvollen Wahl darf man insbesondere die Empfehlungen gleich dreier Quasi-„Väter“ vermuten: des geistigen Vaters Blarer, des Stiefvaters Hans Schnell sowie des weiteren Konstanzer Prädikanten Johannes Jung, der während der Basler und Tübinger Studienzeit als Funcklins „Nähr- und Ziehvater“ aufgetreten war.[16]

Während Funcklin seine „Privatschule“ unvermindert weiterführte, hielt er nun im Turnus mit seinen Amtskollegen ca. drei wöchentliche Predigtgottesdienste ab. Aufzeichnungen davon haben sich leider keine erhalten, doch wird Ambrosius Blarer später gegenüber Bullinger äußern, dass er in Konstanz nie jemanden besser predigen hören habe als seinen Lieblingsschützling.[17] Auf Funcklins Idealvorstellungen in Sachen Jugenderziehung wird zurückzukommen sein. Schon jetzt sei aber angedeutet, dass diese natürlich dezidiert reformatorisch ausgerichtet waren und dass darin die katechetische Unterweisung die oberste Priorität einnahm. Zweifellos leistete Funcklin sodann auch seinen Beitrag zum Konstanzer „Kinderbericht“, dem obligatorischen Katechismusunterricht für die städtische Schuljugend. Mithin hatte er sich schon zu diesem frühen Zeitpunkt jene zwei parallelen Plattformen erkoren, denen er sein Leben lang treu bleiben sollte: die Kirchenkanzel und das Unterrichtszimmer. Und in eben diese Zeit fallen nun auch seine ersten literarischen Versuche. Dabei handelt es sich zunächst um zwei schlichte Gebetstexte, ferner um ein doch schon erstaunlich ausgefeilt anmutendes Kirchenlied, das in geraffter Form eine Predigt Ambrosius Blarers zusammenfasst.[18] Ein erstes Mal verwandelt sich hier in Funcklins Händen Predigt zu Dichtung. Hinzu kommt drittens eine 1545 von Funcklin „für die Kirchen zů Costantz“ in Druck gegebene Evangelienharmonie über das Heilsgeschehen von der Passion bis zur Himmelfahrt Christi.[19] Mit hoher

---

dazu auch Rublack 1971, 153. Für die Bereitstellung von Kopien sei Herrn Michael Kuthe, Konstanz, herzlich gedankt.

16 BW Blarer I, Nr. 721. Johannes Jungs Geburtsdatum ist nicht bekannt; da er aber bereits 1529 als Konstanzer Prädikant bezeugt ist, dürfte er rund 20 Jahre älter als Jakob Funcklin gewesen sein.

17 BW Blarer III, Nr. 1660.

18 Vgl. die *Konstanzer geistliche Sammelhandschrift*: Winterthur, Stadtbibliothek, Ms. 4° 58, 25–33 (Blarers Predigt), 173–177 (Funcklins Lied) sowie 212–215 (zwei Prosagebete). Den Hinweis auf die Gebetstexte verdanke ich Natacha Imhof Bickel, Forch (ZH).

19 *Historia dess leidens vnd stärbens / der begrebtnuss / vfferstehung vnd hym̄elfart Jesu Christi…* Konstanz: Balthasar Rummetsch 1545. Ein Verfassername wird nicht preisgegeben, doch handelt es sich um eine Zusam-

Wahrscheinlichkeit ist der primäre Gebrauchszweck all dieser Frühwerke dem besagten Kontext katechetischer Unterweisung – sei es im öffentlichen, sei es im privaten Rahmen – zuzuordnen. Offenbar handelte es sich für Funcklin dabei überhaupt um zwei Seiten derselben Medaille: Der Prädikant Jakob Funcklin versteht sich als Lehrmeister seiner Gläubigengemeinde, und dies durchaus nicht nur in theologischen Belangen. In der Kindererziehung wiederum bedient sich der Lehrer Funcklin mit großer Vorliebe des erprobten Instrumentariums des reformierten Predigers. Auf die Evangeliensynopse von 1545 wird Funcklin übrigens lange Zeit später nochmals zurückgreifen und auch sie zu Dichtung transformieren. Sie hat ihm nämlich als Hauptvorlage für das 1562 in Biel aufgeführte *Auferstehungs- und Himmelfahrtsspiel* gedient.[20] Soweit die „Exposition", die schon beim rund zwanzigjährigen Funcklin ein bemerkenswert signifikantes Persönlichkeitsprofil erkennen lässt.

*

In der angedeuteten Weise dürfte Funcklin dann seine verbleibenden Konstanzer Jahre hingebracht haben, bis hin zur Katastrophe im Oktober 1548, als die bis anhin freie Reichsstadt zwangsweise rekatholisiert und der habsburgisch-österreichischen Herrschaft unterstellt wurde. Am letzten Tag vor dem Einzug der neuen Machthaber (14. Oktober), hatte er

menfügung der beiden komplementär angelegten, 1539 separat publizierten Bände Leo Juds: *Des lydens Jesu Cristi ... vßlegung* sowie *Der vrstende Jesu Christi ... historia.* Die von Jud abschnittweise in den Evangelientext eingeschobenen exegetischen Partien wurden in der Neuausgabe weggelassen und stattdessen durch drei längere Vorreden sowie drei abschließende Gebete ersetzt. Diese einrahmenden Zusätze dürften aus Jakob Funcklins persönlicher Feder stammen und daher dessen erste eigentliche Publikation darstellen.

20 Einzige Quelle von Funcklins *Auferstehungs- und Himmelfahrtsspiel* ist der von seiner eigenen Hand stammende Codex Ms. C 79a der Zentralbibliothek Zürich. Zur Bieler Aufführung vom 31. Mai 1562 vgl. Bendicht Rechbergers *Bieler Chronik*: Biel, Stadtarchiv, CCXLIX, Nr. 12, 135f. Für ihre hilfreiche Unterstützung im Zusammenhang mit den diversen einschlägigen Dokumenten aus dem Stadtarchiv Biel sei Chantal Greder aufs herzlichste gedankt. – Zu Funcklins Text vgl. im weiteren auch die einschlägige Untersuchung von Newton S. Arnold 1949.

samt seinen Amtsbrüdern gerade noch rechtzeitig die Flucht ergriffen.[21] Diese führte ihn samt seiner wahrscheinlich bereits sechsköpfigen Familie sowie den ebenfalls sechs oder sieben Privatzöglingen zuerst nach St. Gallen, wo er für einige Monate provisorischen Unterschlupf fand.[22]

Im nächsten Frühjahr folgte Funcklin dann einem Ruf auf die Pfarrerstelle der kleinen Thurgauer Gemeinde Tägerwilen, die quasi unmittelbar vor den Konstanzer Stadttoren gelegen war. Dort bekam er jedoch den langen Arm der neuen katholischen Stadtherren sogleich empfindlich zu spüren. Irgendwie verständlicherweise setzten diese alles daran, um den potentiellen Unruheherd aus der näheren Region baldmöglichst wegzubefördern. Vor allem wirtschaftliche Schikanen müssen Jakob Funcklin dermaßen zugesetzt haben[23], dass er sich sichtlich zermürbt noch im selben Jahr erneut nach Alternativen umzusehen begann. Ein hochgradig diffiziles Unterfangen! Allein schon aus Konstanz waren zehn Geistliche vertrieben worden (neben den sieben Stadtpredigern auch noch drei weitere, welche umliegende Gemeinden betreut hatten[24]). Und im süddeutschen Raum insgesamt müssen sich damals wohl mehrere Dutzend reformierter Prediger auf Stellensuche befunden haben. Eine entsprechende Anfrage bei Dekan Johann Haller in Bern erfuhr daher – trotz der Fürsprache Blarers und Bullingers – einen abschlägigen Bescheid, und so wurde es Herbst und Winter, ohne dass sich aus Funcklins peripherer Tägerwiler Optik Entscheidendes bewegt hätte. Hinter den Kulissen hatte aber in jenen Wochen ein bemerkenswert rühriges Lobbying stattgefunden. Zwischen den Kirchenvertretern in Zürich, Bern, Winterthur, Aarau und Biel flogen die Anfragen und Empfehlungsschreiben nur so hin und her, und für Funcklin sollte schließlich dasjenige seines einstigen „Nähr- und Ziehvaters" Johannes Jung den glücklichen Aus-

21 Vgl. die *Konstanzer Chronik* Gregor Mangolts, der – als einziger neben den führenden Ratsherren und den Prädikanten – wegen seiner Rolle als Buchhändler und „Reformationspropagandist" von der Exilierung ebenfalls persönlich betroffen war: Zürich, Zentralbibliothek, Ms. A 83, f. 165r.

22 Vgl. den am 30. 11. 1548 aus St. Gallen an Thomas Blarer gerichteten Brief in der Kantonsbibliothek St. Gallen, Vad. VI/345; BW Blarer II, Nr. 1595. Für die Bereitstellung von Kopien dieses und weiterer Dokumente aus der Vadianischen Sammlung bin ich Rudolf Gamper, St. Gallen, zu herzlichem Dank verpflichtet.

23 Vgl. BW Blarer III, Nr. 1616.

24 Vgl. dazu die *Konstanzer Chronik* des Augenzeugen Gregor Mangolt, der ebenfalls bis zum 13. Oktober in Konstanz ausgeharrt hatte: Zürich, Zentralbibliothek, Ms. A 83, f. 165r.

schlag geben. Doch von alledem dürfte er vorerst nur das Wenigste mitbekommen haben. So muss es ihm denn wie ein wahres Wunder erschienen sein, als kurz nach Neujahr 1550 ein Eilkurier des Bieler Rates in Tägerwilen auftauchte mit der Botschaft, dass die Bieler ernsthaft seine Ernennung zum Prädikanten in Betracht zögen. Er möge doch unverzüglich mit dem Gesandten nach Biel zurückreiten und sich dort persönlich präsentieren.

Für die sich hier manifestierende übergroße Eile können vor allem zwei Gründe namhaft gemacht werden: Erstens wollten die Bieler sich nicht nochmals einen Wunschkandidaten vor der Nase wegschnappen lassen, wie ihnen dies zwei Wochen zuvor passiert war. Denn eigentlich hatte man in Biel die größten Hoffnungen auf den besagten Johannes Jung gesetzt, dessen bereits auf dem Postweg befindlicher Berufung jedoch die Aarauer um Haaresbreite zuvorgekommen waren.[25] Und zweitens standen in Biel eben jetzt die jährlichen Rats- und Ämterwahlen vor der Tür, die jeweils ab dem 6. Januar rund zehn Tage andauerten und in die man den neuen Prädikanten idealerweise gleich miteinbeziehen zu können hoffte.

An eben diesem Dreikönigstag 1550 traf Funcklin mit dem Ratsboten in Biel ein[26] und wurde tags darauf durch das dafür zuständige Chorgericht examiniert. Das Einstellungsinterview verlief offenbar rundum

25 Übrigens hatten die Bieler und Aarauer Ratsherren von ihrer Interessenskollision keine Kenntnis gehabt, so wenig wie Johannes Jung selber; vgl. Biel, Stadtarchiv, CXXX, Nr. 84: Jungs bedauernder Absagebrief vom 17. 12. 1549 mit dem beiläufigen Hinweis, wofern er Biel wenigstens noch mit einer Empfehlung weiterhelfen dürfe, so „wölt ich eüwer kirchen zů gůt eüwer E. w. ainen frommen, wolgelerten, aber iungen mann wißen anzůzaigen." Auf das von den Bielern daraufhin postwendend bekundete Interesse (Biel, Stadtarchiv, CXXIII, Nr. 5, 128f., vom 20. 12. 1549) muss er ihnen eine überschwängliche Lobeshymne zugunsten Funcklins zugesandt haben. Diese scheint verloren zu sein, doch wie die erneut prompte Antwort vom 27. 12. 1549 deutlich macht, hatte sie die Bieler Räte auf der ganzen Linie zu überzeugen vermocht (ebd., 130f.). – Anders dagegen Pfister 1964, 211f., der ohne Quellennachweis behauptet, Funcklin sei vielmehr durch Vermittlung Ambrosius Blarers nach Biel gelangt (ebenso etwa Sulzberger 1863, 148; Cherbuliez 1933, 429; Meyer 1978, 68; Bourquin 1999, 76); dafür konnten aber keinerlei historische Anhaltspunkte ermittelt werden.

26 Vgl. Zürich, Staatsarchiv, E II 446, 348: Michael Schlatter an Heinrich Bullinger (28. 1. 1550). Für zahlreiche Hinweise im Zusammenhang mit Bullingers Briefwechsel möchte ich Rainer Henrich, Zürich, herzlich danken.

wunschgemäß. Funcklins Ernennung wurde durch die versammelten Räte umgehend beschlossen, und so hielt er schon am Morgen des 8. Januar seine Antrittspredigt in der Stadtkirche St. Benedikt.[27] Rund zehn Tage später wurde er im Rahmen der Ämterwahlen zudem, wie geplant, als Neumitglied des Bieler Chorgerichts vereidigt.[28] Von da ab werden die amtlichen Bieler Quellen die neue lokale Schlüsselfigur Funcklin meist unter der durchaus ehrend gemeinten Abbreviatur „herr Jacob" führen.

*

In den Bieler Kirchendienst teilten sich ordnungsgemäß stets zwei Stadtprediger. Bei Funcklins Amtsantritt war sein dienstälterer Kollege, Michael Schlatter, zugleich Dekan des Bieler Pfarrkapitels, welches eine Reihe von Landgemeinden vor allem in der überwiegend frankophonen Talschaft Erguel umfasste. Bereits bei einer früheren Gelegenheit hatte sich Schlatter in Investiturfragen mit der politischen Bieler Obrigkeit angelegt, und als nun ein weiterer ganz ähnlicher Kompetenzstreit ausbrach und Funcklin sich dabei auf die Seite der Ratsherren stellte, kam es schon nach kürzester Zeit zum heillosen Zerwürfnis der beiden Gottesmänner.[29] Zwar bemühte sich Ambrosius Blarer nach Kräften um eine Lösung des Problems und reiste deswegen sogar zweimal eigens nach Biel.[30] Doch vergebens: Die Sache eskalierte unaufhaltsam, bis der offenbar cholerisch veranlagte Schlatter im Juni 1551 entnervt das Handtuch warf und die Stadt Hals über Kopf verließ. Schon wieder musste man sich in Biel nach einem neuen Prädikanten umsehen, wobei einer der Ratsherren – nicht etwa Jakob Funcklin – auf die ambitiöse Idee verfiel, sich um den weitberühmten Magister Ambrosius Blarer zu be-

---

27 Vgl. die *Bieler Chronik* Bendicht Rechbergers: Biel, Stadtarchiv, CCXLIX, Nr. 12, 76.

28 Vgl. das *Bieler Ratsprotokollbuch*: Biel, Stadtarchiv, CLXXVIII, VIII.8 – T.VIII, f. 292v.

29 Zu dieser merkwürdigen Affäre vgl. insbesondere die ausführlichen Schreiben, mit welchen die beiden Kontrahenten ihre Standpunkte gegenüber Heinrich Bullinger zu rechtfertigen suchten: Zürich, Staatsarchiv, E II 446, 350–352 (Schlatters Brief vom 2. 7. 1551) bzw. E II 441, 741–744 (Funcklins Brief vom 7./8. 7. 1551).

30 Vgl. BW Blarer III, Nr. 1710 (erster Aufenthalt Oktober/November 1550) bzw. Nr. 1737 (zweiter Aufenthalt Februar/März 1551).

mühen.[31] Dieser lebte seit Oktober 1549 in Winterthur, ohne jedoch ein geistliches Amt zu bekleiden. Zwar hatte er seit seiner Flucht aus Konstanz durchaus seriöse Stellenangebote erhalten, diese aber allesamt ausgeschlagen. Der Anfrage aus Biel konnte er freilich nicht widerstehen. Vor allem lockte ihn wohl die Aussicht, gemeinsam mit seinem geliebten Schützling – den er seinen Briefempfängern immer wieder als seinen „Sohn", sein „alter Ego" o. ä. ans Herz legte[32] – in den Dienst des Evangeliums zu treten. Außerdem zählte inzwischen sein tatsächlicher, leiblicher Sohn Gerwig zu Funcklins „Privatschule", die dieser auch in seinen ersten Bieler Jahren weiterhin unterhielt. Und drittens hatte Blarer die Stadt – und damit natürlich die tonangebenden Bieler Gesellschaftskreise – vor kurzem ja aus eigener Anschauung näher kennengelernt.

Als Blarer Ende August 1551 sein Amt antrat (und Jakob Funcklin gleichzeitig definitiv zum Dekan ernannt wurde), wuchs der Konstanzer Einfluss in der Bieler Kirche nochmals beträchtlich an. Umsetzen ließ sich dieser Einfluss nicht nur von der Kanzel herab, sondern nicht minder wirksam auch durch die Mitarbeit im städtischen Chorgericht. Das für die Überwachung der Kirchen-, Ehe- und Sittengesetze zuständige Gremium setzte sich aus einem Obmann und vier weiteren Ratsdelegierten zusammen, die jährlich neu bestimmt wurden. Demgegenüber waren die beiden Stadtprediger ständige Mitglieder und nahmen damit eine außerordentliche Machtposition ein. So begannen denn Blarer und Funcklin ohne Verzug auf eine Verschärfung der Sittengesetze nach dem ehemaligen Konstanzer Vorbild hinzuarbeiten. Ihre Bestrebungen wurden nun freilich vom Berner Dekan Johann Haller mit etlichem Misstrauen verfolgt. Insbesondere die Vorschrift, dass aus jedem Bieler Haushalt mindestens ein Mitglied die Sonntagsgottesdienste besuchen müsse, ansonsten eine empfindliche Geldbuße drohe, konnte seiner Ansicht nach nur die allgemeine Heuchelei befördern. Auch wies Haller nicht grundlos auf das Schicksal von Konstanz hin, wo nicht zuletzt dieser rigorose und bis in die heimlichsten Winkel hineinreichende Überwachungsapparat die

31 Vgl. Funcklins erwähntes Rechtfertigungsschreiben: Zürich, Staatsarchiv, E II 441, 743.

32 Vgl. unter zahlreichen Belegen beispielsweise BW Blarer III, Nr. 2234: „Jetzt schreibe ich wegen meines lieben Sohnes Funkli..." oder Nr. 1823: „Funkli, den ich dir als mein zweites Ich empfehle." Dass Blarer wenige Monate zuvor zwei eigene Kinder verloren hatte, mag die Liebe zu seinem „Ersatzsohn" noch zusätzlich intensiviert haben.

Bürger zunehmend ins andere Lager getrieben hatte.[33] Doch in Fragen der sittlich-gottgefälligen Lebensführung waren Blarer und auch Funcklin sichtlich zu keinerlei Kompromissen bereit.

Eine nicht ganz so umstrittene Neuerung stellte demgegenüber die Einführung des kirchlichen Gemeindegesangs dar. Auch diese erfolgte nach Konstanzer Muster, wozu Blarer 1552 eine erweiterte Neuausgabe des ehemaligen Konstanzer Kirchengesangbuchs drucken ließ.[34] In diesen Jahren dürften wohl auch die meisten Kirchenlieder Jakob Funcklins entstanden sein[35], die allerdings nicht seinen schöpferischen Schwerpunkt ausmachten. Dieser galt vielmehr dem dramatischen Genre, insbesondere dem Schülertheater.[36] Der tabellarischen Auflistung der Bieler

33 Vgl. Hallers Brief an Bullinger vom 11. 2. 1552 (Zürich, Staatsarchiv, E II 370, 162): De Blaurero fertur etiam, quod Bielnis Constantiensem instituerit disciplinam, publicam poenitentiam et mulctam quandam pecuniariam, si non de singulis familiis singulis concionibus singulę intersint personę. Metuo, ne quid nimis. Non sic lego Christum vel apostolos fecisse. Tanto maior erit hypocrisis, quę tandem erumpit, sicut Constantię factum esse videmus.

34 Vgl. *Ein gmein gsangbůchle von vil vor vn̄ yetz nüwgedichten Psalmen / Hymnen vnd geistlichen liedern …* Mit einer kurtzen vorred Am[brosij] B[laureri], Zürich: Christoffel Froschauer o. J. [1552] (einziges Exemplar: Zürich, Zentralbibliothek: Zwingli 2003) und dazu die Untersuchungen von Spitta 1920, Cherbuliez 1933 sowie Jenny 1962.

35 Funcklins eigene Lieder fanden dann erst – in Form eines geschlossenen „Anhangs“ – in die nochmalige Neuauflage von ca. 1560/65 Aufnahme. Diese wohl von Gregor Mangolt betreute Ausgabe erschien unter dem geänderten Titel *[Psalmenbůchle Sampt anderen geistlichen liederen / von allen / so vor vnd yetz nüw gedichtet / in ein rächte ordnung zůsamen gestellet].* Zürich: Christoffel Froschauer o. J. (Zürich, Zentralbibliothek: III R 153b; das Titelblatt dieses offenbar einzig erhaltenen Exemplars ist verloren, kann aber anhand zweier weiterer Auflagen rekonstruiert werden; vgl. Jenny 1969, 132 und 135). Die einzige Neudition der Lieder Funcklins vgl. bei Wackernagel, Bd. 4, 1874, Nr. 218–228.

36 Bezeichnend ist immerhin, dass Funcklin eines seiner selbstverfassten Lieder als dramaturgisch zentrales Glanzlicht in sein 1553 entstandenes Weihnachtsspiel integriert hat. Es handelt sich um eine kunstvolle deutsche Bearbeitung der verbreiteten Cantio *Resonet in laudibus* samt den Repetitio-Melodien *Eia, Eia, virgo deum genuit* sowie (teilweise) *Magnum nomen domini Emanuel.* Vgl. die Textedition bei Wackernagel, Bd. 4, 1874, Nr. 221, sowie Funcklins *Spyl von der Empfencknuß vn̄ Geburt Jesu Christi.* Zürich: Christoffel Froschauer o. J. [1554]. (Zürich, Zentralbibliothek:

Inszenierungen (vgl. den Anhang, unten S. 71f.) ist zu entnehmen, dass gerade ab Anfang 1552 geistliche Schüleraufführungen in teilweise phänomenaler Frequenz über die Bühne gingen. Dabei kam es Funcklin sehr zustatten, dass etwa gleichzeitig mit Ambrosius Blarer im Sommer zuvor auch ein neuer Schulmeister sein Amt angetreten hatte.[37] Der gebürtige Churer Mauritius Plepp war von Hause aus gleichfalls ausgebildeter Geistlicher, und ebenso wie Funcklin verfügte offenbar auch er über ein ausgeprägtes künstlerisch-literarisches Flair. Er war es, der von nun an regelmäßig die Regieaufgaben übernahm und Funcklins Spiele – zumeist mit seinen Lateinschülern – für die Inszenierungen einstudierte. In dieser überaus engen Zusammenarbeit wird natürlich einmal mehr auch Jakob Funcklins Engagement in Sachen Jugenderziehung sichtbar, als deren Medium und Instrument er das Schülertheater zu wesentlichen Teilen verstanden hat. Dies geht bereits aus der Vorrede zu seinem ersten Spiel in aller wünschbaren Deutlichkeit hervor:

> diewil die jugend vß angeborner art vnd natur můtig / frůtig vnnd frö̊lich ist můß yr kurtzwil vnnd ergetzlicheit haben / vnnd wir aber teglich erfarend / das by der jungen weltt alle Eehrliche lobliche kurtzwilen gar nach gantz abgō wellend / also / das sy yr zyt / leider / [...] mit suffen / spilen vnd vil anderen groben lasteren verzert / [...] were deßhalb wol vnd recht gethon / wie sollichs verbesseret / vnd die herwachsend jung welt an Christliche erbere übungē [...] gewēnt weren mö̊chte. Vnder denen übungen nun ist mins erachtens / d^s bruch vff heiliger schrifft beschribne spyl zů haltē / die besserlichest vn̄ loblichest ů̈bunng [...] dān wiewol wir durch tå̊gliche verkündung deß Gö̊ttlichen worts gnůgsam alles des / so vns zů wissen nutz vnnd not ist / berichtet werdent / bildet sich doch dem menschen baß yn, Jst im verstentlicher vnnd hafftet lenger / was man jm thatlich durch lebendige exempel für die ougen stelt. Jch geschwig / das die jugend hiedurch so fin abgericht / yr gedechnuß geü̊bt / vnd sy in summa zů allē / darzů man sy her nach bruchen sol / dester geschickter vnnd togenlicher würdt.[38]

3.202/3), f. c jv–c ijv, wo Str. I der zugehörigen Melodienotation unterlegt ist.

37 Die anscheinend früheste Erwähnung von Mauritius Plepp als Bieler Schulmeister datiert allerdings erst vom 16. 9. 1551; vgl. BW Blarer III, Nr. 1777.

38 Jakob Funcklin, *Tragœdi ... von dem Rychen Mann vnd armen Lazaro.* Bern: Mathias Apiarius, 1551 (einziges Exemplar: Wolfenbüttel, Herzog August Bibliothek: Lo 1640.1), f. A ijv–A iijr.

Funcklin spricht der Jugend ihr gutes Recht auf Unterhaltung und Kurzweil keineswegs ab, jedoch soll sie dieses nicht – wie jetzt leider gang und gäbe – in lasterhafter Weise ausleben. Man muss ihr daher sinnvolle Alternativen anbieten, wozu sich geistliche Spiele auf biblischer Basis ganz besonders eignen. Zwar wird das Gotteswort auch in der Kanzelpredigt sachgerecht verkündet, aber das künstlerisch dargebotene „lebendige exempel“ bleibt viel nachhaltiger haften. Nebenbei werden die (aktiv am Spiel mitwirkenden) Jugendlichen auch noch rhetorisch und mnemotechnisch geschult, was ihrer späteren Nützlichkeit für das Gemeinwesen nur zugute kommen kann. – Theater als Erziehungsinstrument und moralische Anstalt ...

Andererseits aber machte Pfarrer Funcklins Einflussnahme auch vor Mauritius Plepps Arbeits- und Klassenzimmer nicht Halt. Soviel zu sehen ist, gehörte er nach Michael Schlatters Abgang zeitlebens der Bieler Schulbehörde an, war also auch hier – im Unterschied zu den beiden Ratsdelegierten – de facto ständiges Mitglied. Dieses Gremium setzte die maßgebliche Schulordnung betreffend Lehrplangestaltung, Unterrichtsführung und organisatorische Belange fest und überwachte deren korrekte Umsetzung in regelmäßigen Visitationen.[39]

Des weiteren amtierte Funcklin seit demselben Zeitpunkt ebenfalls ununterbrochen als Dekan und somit als Vorsitzender der Bieler Kirchensynode. Auch die Synode war ihrem Wesen nach ein Kontrollorgan, von welchem zum einen natürlich alle Prädikanten aus Stadt und Landgemeinden betroffen waren, ebenso aber auch der Lateinschulmeister und sein Hilfslehrer. Deshalb wurden immer auch die beiden amtierenden weltlichen Schulherren obligatorisch an diese dreijährlichen Zusammenkünfte beordert.

Weil der Dreijahresrhythmus für eine systematische Supervision des geistlichen Lebens aber etwas gar weitmaschig war, berief der Dekan alle Prädikanten unter Einschluss des Lateinschulmeisters zudem zu halbjährlichen Kapitelsversammlungen ein. Wie an den Synoden war es auch hier seine vornehmste Pflicht, für die Sicherstellung von „reinigkeit und ei-

39 Vgl. etwa die die 1555 ausgearbeitete *Bieler Schulordnung* (Biel, Stadtarchiv, CCXLVI, Nr. 125, 334): „Vnd sind zů Schůlherrn diß jar gesetzt vnd geordnet Herr Jacob Funcklin, Heinrich Jeger vnd der Stattschrÿber. – Die Schůlherrn sollen die Schůl mitt sonderm vlÿs all monat einest visitieren vnd was jeder zÿt zůuerbessern, bÿ denn Schůlmeister vnd Prouiser ernstlich anhalten, das es beschehe, wo aber von nöten die mängel vnd gebresten minen herren den Rädten anzůzeigen.“

nigkeit der leer, ersamkeit dess lebens und frid der brüderen" besorgt zu sein.[40] Und dies betraf ausdrücklich sowohl die von der Kanzel herab als auch die in den Klassenzimmern betriebene Unterweisung. Alle hierher gehörenden Belange wurden schließlich in den neu konzipierten Synodalstatuten vom 8. September 1562 zusammengefasst, wobei erneut die zuvor gültige Fassung in mancher Hinsicht ergänzt und verschärft wurde. Dass dabei Jakob Funcklin als maßgeblicher spiritus rector aufgetreten ist (Ambrosius Blarer war bereits 1559 nach Winterthur zurückgekehrt), steht wohl außer Frage, zumal es sich bei der Handschrift um ein Autograph handelt.[41]

Für Schulmeister Mauritius Plepp empfahl es sich also zweifellos, den Idealvorstellungen des Dekans und Schulpflegers Funcklin möglichst anstandslos nachzuleben, was in seinem Falle aber offenbar in harmonischem Einvernehmen geschehen ist. Als Plepp dann allerdings nach 13 Jahren den Schuldienst quittierte und Ende 1564 die Prädikantenstelle zu Lengnau übernahm[42], nutzte Funcklin die vorübergehende Vakanz, um auch im schulischen Bereich eine wesentlich erweiterte und stärker systematisierte Reglementierung festzuschreiben. Auf diese wird gleich zurückzukommen sein.

Zunächst sei aber noch ein Blick auf einen im selben Zeitraum nachgetragenen Zusatz des Synodalstatutenbuchs geworfen, dem Jakob Funcklin Anfang 1565 eine Vorrede samt einem interessanten kleinen Reimpaargedicht vorangestellt hat. Letzteres, das als sein spätestes erhaltenes literarisches Werk zu betrachten ist, vermag das kaum entflechtbare Bündel von prädikantischem, pädagogischem und poetischem Wirkensbereich Funcklins besonders anschaulich zu illustrieren. Thematisiert wird darin die „Art vnd eigenschafft eines ieden rechten vnd christenlichen bischoffs, lerers vnd predigers," und als Grundlage dient – wie bei Funcklin eigentlich in sämtlichen Lebenslagen selbstredend – ein einschlägiges Bibelwort, hier dem Paulusbrief 1 Tim 3,1–7 entnommen:

Paulus in sinr epistel lert
wer eines bischoffs ampt begert

40 Rechtsquellen der Stadt Biel, 406.

41 Biel, Stadtarchiv, CXXXI, Nr. 11; vgl. die Edition in *Rechtsquellen der Stadt Biel*, 400–410.

42 Vgl. Lohner 1865, 570, sowie zur näheren Datierung auf November/Dezember 1564 die *Bieler Seckelamtsrechnungen*: Biel, Stadtarchiv, CCXCI, Bd. 34, 1564, unpaginiert, unter „Zerung vnd Rittlon".

den thůt eins gůten wercks gelusten
er soll sich aber allso rüsten
das er sey eines wybes man
sunst keine soll er zů ir han
Er soll ouch gantz vnsträflich sin
sich nitt beladen mitt zvil win
sin nüchtern ouch gastfry darneben
nitt zanck vnd hader vrsach geben
ouch gütig miltt leerhafft darby
der schantlichs gwüns nit bgirig sy
nyd vnd gytz vlissig verhüten
nitt thoben stäts vss zorn vnd wüten
der swort der warheit trülich schnid
die laster straff ouch selb vermid
Er soll nitt grimmklich vmb sich bissen
die armen schäfflin gar zerrissen
mitt keinem wortt yemmands verliegen
keinem keinn schaden nitt zůfügen
der dussen gůte zeugknuss habe
das niemmant arges von im sage
heilig züchtig künsch vnd grecht
so spricht man er sey gottes knecht
der wol vorstand sim husgesind
vnd zeuch ghorsamme frumme kind
dann der sim hus nit wol vorstat
kein sorg zů sinen kinden hat
wie solt der gottes gmeind vorston
gůt sorg zů sinen schäfflin hon
Wer allso thůt vnd lert dessglich
der wirtt gros sin im himelrich.[43]

Der von Paulus geprägte Gedanke, ein würdiger Seelenhirt sollte sich zuvor notwendig als beispielhafter Familienvater und Erzieher seiner Kinder ausgewiesen haben (V. 25ff.), sprach Funcklin gewiss aus tiefstem Herzen. Doch seit den Zeiten des Apostels hatten neben den Eltern auch die öffentlichen Institutionen in Sachen Kindererziehung zunehmend an Stellenwert gewonnen, und augenscheinlich war Schulherr Funcklin der Meinung, in Biel müsse sich deren wunschgemäße Entwicklung mit

43 Rechtsquellen Biel, 401f.

Hilfe eines detaillierteren Regelwerks noch zuverlässiger steuern und weiter perfektionieren lassen. Zwar musste die daraufhin erarbeitete neue Bieler Schulordnung[44] natürlich von den Schulherren insgesamt verantwortet und von der Ratsversammlung ratifiziert werden. Der eminent Funcklinsche Duktus des Dokuments ist aber unübersehbar: Nachdem eingangs die allgemeine Erziehungsverantwortung der Eltern, aber auch der politischen Obrigkeiten, nachdrücklich postuliert und durch eine ganze Reihe von Christus- und Pauluszitaten biblisch abgesichert worden war, kommt die Rede alsbald auf die spezifisch religiöse Unterweisung:

> Für das erst, So sagtt die gschrifft, der anfang der wÿßheit ist die forcht gottes[45], So wo̊llen wir, das der Schůl vnnd Leermeister vnser jůget erstlich so̊lle vnderwÿsen vnd Leeren den einigen waren Gott recht erkennen, fo̊rchten, vor ougen haben, lieben, vnnd jm allein mit einem gottsseligen from̄en vnnd vnschuldigen lâben dienen.[46]

Absolut grundlegend war hierbei die vertiefte Kenntnis der katechetischen Zentralstücke: Vaterunser, apostolisches Glaubensbekenntnis und Zehn Gebote. Der Besuch von mindestens vier Gottesdiensten – am Mittwoch- und Freitagmorgen sowie zweimal am Sonntag – war bei Androhung der Prügelstrafe verpflichtend. Hinzu kam der jeden zweiten Sonntagnachmittag zu absolvierende „Kinderbericht“, auf welchen der Lehrer seine Schüler gründlich vorzubereiten hatte. Unentschuldigte Absenzen wurden auch hier mit Geldbußen geahndet.

Des weiteren sollte der Lehrer mit seinen Zöglingen „das kirchen gsang“, die für den jeweils bevorstehenden Sonntag festgelegten Psalmen, termingerecht einstudieren. Daneben kam der Vortrag allerlei frommer Lieder auch im Katechismusunterricht und im normalen Schulalltag reichlich zum Zuge. Ambrosius Blarers Kirchengesangbuch – dessen gereimte Vorrede sich übrigens ausdrücklich „An die Christenliche Jugend“ richtet – enthält zum Beispiel zwei zur Umrahmung der „kinder predig“ zu singende Lieder von Hans Zwick bzw. Thomas Blarer. Ferner begegnen je zwei Dekalog- und Credo-Versifizierungen sowie nicht weniger als sieben Paternoster-Paraphrasen, welche speziellen Werkreihen durch Funcklin selber noch um je einen eigenen Beitrag

---

44 Biel, Stadtarchiv, CCXLVI, Nr. 125, 339–365; vgl. die Edition von Wyss 1919, 39–51.

45 Vgl. Prov 9,10 sowie Ps 110,10.

46 Biel, Stadtarchiv, CCXLVI, Nr. 125, 342f.; vgl. Wyss 1919, 41.

erweitert wurden.[47] Zweifelsohne griff der Schulmeister zur Erfüllung des erwähnten Kernauftrags, den Schützlingen die katechetischen Zentralstücke nachhaltig einzuimpfen, auf diese „Lehrmittel“ gerne zurück. Und von hier aus erweist sich wiederum ein Seitenblick auf Funcklins Spiel von der Auferweckung des Lazarus (1552) als aufschlussreich[48], in welchem der Text seines Paternoster-Liedes annähernd wörtlich ebenfalls vorkommt und dort höchstwahrscheinlich seine erste Ausgestaltung erfahren hatte:

Lazarusspiel (V. 1201–1249)	Funcklins Lied 3
Vnser vatter / im himmelrych.	VNser vatter gib hie vff erd /
Gib das von vns geheilget werd.	dz durch vns alle gheilget werd /
Din nam̄ vnd goͤttlich eer vff erd.	din nam̄ vnd goͤttlich eere :/:
Vnd das din rych hie zů vns kum̄	Schaff das din rych hie zů vns kumm
Vernüwre vns vnd mach vns frum̄	/ vernüwre vns vnd mache fromm /
Din will vff erd sin fürgang hab	din willen vns ouch leere.
Glych wie im him̄el gschicht	Dz er vff erd on alle klag /
/ on klag /	beschehe vnnd sin fürgang hab /
	glych wie in himmel doben.
Das tåglich brot vns gib o Her	Das tåglich brott gib vns o Herr /
Lybliche spyß vnd dins worts ler	was not zů seel vnd lyb sunst mer /
	deß woͤllest vns nit brauben.
Vergib vns vnser sünd vnd schuld	Vergib vns vnser sünd vnd schuld /
Begnad vns Herr / teil mit din huld	begnad vns Herr teil mit din huld /
	bhůt vor der hellen schmertzen :/:
Wir wend ouch gern verzyhen hie	Wir wend ouch gern verzyhen hie /
Vor dir / alln die vns leids thon ye /	allen so vns hand leids thon ye /
	mit willen vnd von hertzē /
Fůr vns nit in versůchung yn	fůr vns nit in versůchung yn /
Nimm alls boͤß gnedig von vns hin	loͤß vns vom boͤsen fürohin /
	vor stüfels list mit namen /
Dann din ist alle herrligkeit	dann din ist alle herrligkeit /

47 *Ein gmein gsangbůchle*, p. CXXIX–CLI (weitere expressis verbis für die Schule vorgesehene Gesänge vgl. auch p. CLVI–CLX); die drei katechetischen Lieder Funcklins vgl. bei Wackernagel, Bd. 4, 1874, Nr. 218–220.

48 Jakob Funcklin, *Spyl ... vom Lazaro / welchen Christus von den todten am vierdten tag vferweckt hat.* Zürich: Christoffel Froschauer o. J. [1552] (benutztes Exemplar: Zürich, Zentralbibliothek: 3.202/2).

Krafft / macht / vnd gwalt ind ewigkeit
Das bått erho̊r für vns allsamen
Nun sprechend all von hertzen / Amen.

krafft gwalt vnnd macht in ewigkeit
wer das begårt / sprech Amen.

Interessanterweise erteilt in der zitierten Szene des Lazarus-Spiels der von Jesus bekehrte Pharisäer Nikodemus dem Häufchen seiner Gesinnungsgenossen eine eigentliche Katechismuslektion, indem er sie zeilenweise das Vaterunser nachzusprechen und zu memorieren anhält. Damit trugen Mauritius Plepp und seine Lateinschüler gewissermaßen einen kleinen, aber zentralen Ausschnitt aus dem Bieler Unterrichtsprogramm vor die breitere Öffentlichkeit. Zugleich wurde dieses Programm durch die Transposition in die unmittelbare historische Umgebung Christi mit einer fast sakral zu nennenden unantastbaren Aura umgeben.

Unnötig zu sagen, dass Funcklins Schulordnung natürlich auch auf die ethische „Züchtigung", auf die Erziehung der Knaben zu Disziplin und Sittenstrenge, ein besonderes Augenmerk richtete. Auch hier blickt wieder deutlich das rigide alte Konstanzer Vorbild durch, und anlässlich dieser Thematik konnte sich Funcklin – mit typischerweise gerade hier auffallend wort- und detailreicher Eloquenz – in einen veritablen Furor hineinsteigern:

> wo ein Knab funden wůrde vnnd von dem Schůlmeister grundtlich erkundiget, der vff der gassen vnnd vsserthalb der Schůl [...] vnzucht tribe, sich vnerbar geberden, freuels, rouffens vnnd schlachens, spilens, schwerens, zechens, oder anderer den schůleren nit gebürende wÿsen gebruchte, jn der Schůl mit kÿben, zanckhen, schwetzen, andere verhinderte, oder vnrůwig machte, mit luginen vmbgan, oder dem Leermeister freuel vnnd hochmütigklich widerbefftzen wöllte, den Schůlmeister mit vnwarheit daheim oder anderschwo zůuertragen vnnd vervnglimpfen, vß der Schůl zeklappern vnnd schwetzen, sich anmassete, der soll vnverzogenlich vnnd ernstlich von dem Schůl vnd Leermeister [...] mit der růten gestrafft werden.[49]

Dies alles und noch so manches mehr sollte, wie es die Schulordnung ganz zum Schluss bilanzierend auf den Punkt bringt, allein „gott vnserem herren zů lob vnnd Eeren vnnd zů gemeinem nutz vnserer hår wachßenden Jůget, ouch zů lo̊blichem wolstand vnserer gantzen kirchen" geschehen.[50] Dass der ebenso gottesfürchtige wie auf seine Weise zweifel-

49 Biel, Stadtarchiv, CCXLVI, Nr. 125, 347f.; vgl. Wyss 1919, 43.
50 Biel, Stadtarchiv, CCXLVI, Nr. 125, 365; vgl. Wyss 1919, 51.

los kinderliebende Jakob Funcklin die treibende Kraft hinter Zielvorgaben dieser Art gewesen sein dürfte, liegt gewiss auf der Hand. Als fundamentaler Leitfaden zieht sich die strikte Engführung der kirchlichen und schulischen Lehrbereiche im Dienste des Gemeinwohls durch seinen gesamten Werdegang hindurch. Wie gesehen, hatte er sich zu Beginn seiner Laufbahn weit über ein Jahrzehnt lang als passionierter Privaterzieher betätigt und ernsthaft erwogen, sich überhaupt bleibend dem Lehrerberuf zu widmen.[51] Sodann stellte er sich während seiner gesamten Zeit als Bieler Prädikant nebenbei immer auch in den Dienst der städtischen Schulbehörde. Und schließlich erblickte er auch in seiner literarischen Tätigkeit vor allem andern ein wirksames Vehikel christlich-reformatorischer Erziehung namentlich der Schüler und Jugendlichen: Kanzel, Bühne und Unterrichtszimmer müssen in seinen Augen komplementäre, wenn nicht sogar annähernd konvertierbare Größen dargestellt haben.

*

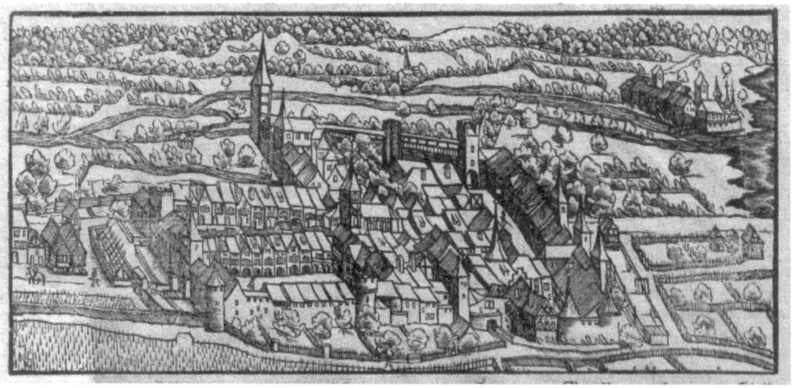

Unter dem reformierten Biel Jakob Funcklins hat man sich ein ausgesprochen überschaubares kleinstädtisches Gebilde auszumalen, so wie es auf dem annähernd zeitgenössischen Holzschnitt aus Johannes Stumpfs *Eidgenössischer Chronik* von 1547/48 zu erblicken ist:

51 Im September 1549, als Funcklin dringend einen neuen Broterwerb suchte, hätte er offenbar am liebsten eine Schulmeisterstelle angenommen; vgl. BW Blarer III, Nr. 1660.

Schätzungsweise lebten hier allerhöchstens 1200 Einwohner auf engstem Raum beisammen, unter denen wiederum nur wenige ratsfähige Familien in allen kommunalen Belangen traditionell das Sagen hatten: die Wyttenbach, Göuffy, Rechberger, Jeger, Müntschi und noch ein paar weitere. Kirche und Rathaus, Lateinschule und Pfarrhaus lagen kaum einen Steinwurf auseinander, ebenso die Schauplätze der öffentlichen Freilichtspiele, der „Ring“ und die direkt vor dem Rathaus gelegene „Burg“. Jeder kannte jeden, von der Wiege bis zur Bahre, und insbesondere an „herrn Jacob“ und seinen strategisch günstig verteilten Machtpositionen dürfte in jenen Tagen nicht so leicht ein Weg vorbeigeführt haben, wie die folgende Grafik nochmals im Überblick veranschaulichen soll:

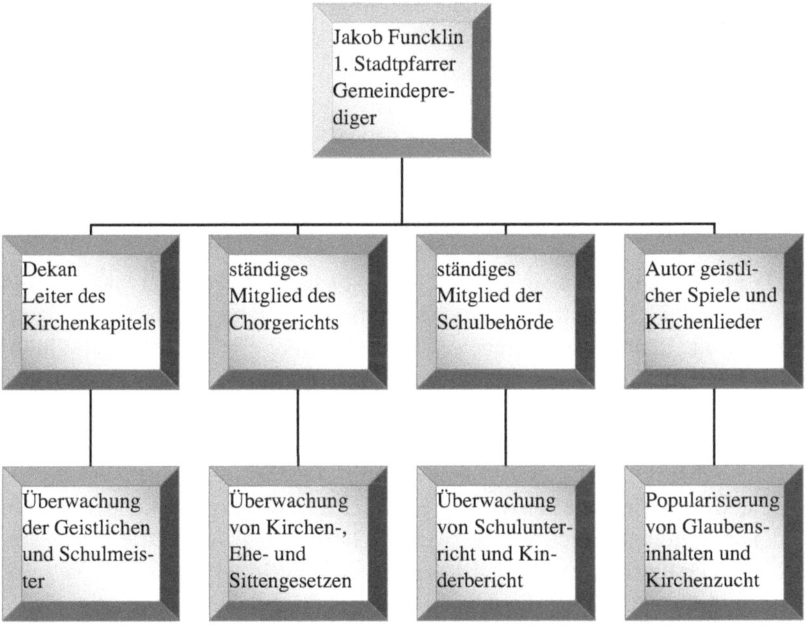

Dass die durch den Prädikanten, Dekan, Chorrichter und Schulherrn Jakob Funcklin wesentlich mitgeprägte und -repräsentierte Überwachungsmentalität vermutlich bei manchen seiner Schäfchen eher Gefühle der Beklemmung denn der Geborgenheit ausgelöst haben dürfte, kann man sich heute wohl lebhaft vorstellen. Und es wird wahrscheinlich eine immer offene Frage bleiben müssen, ob die Erzeugnisse seiner schlicht imponierenden literarischen Schaffenskraft bei all ihrem unbestreitbaren dichterischen Niveau und Unterhaltungswert dafür vielleicht eine hinreichende Entschädigung zu bieten vermochten. Unbestreitbares Faktum bleibt aber immerhin, dass Funcklin mit seinen mindestens 17 Aufführungen zwischen 1550 und 1565 in Biel einer Theaterkultur zum (vorübergehenden) Durchbruch verholfen hatte, der damals auch weit größere Städte der Eidgenossenschaft wie Bern, Zürich oder selbst das mondäne Basel – von Funcklins Heimatort Konstanz ganz zu schweigen – nur schwerlich Gleichwertiges entgegenzusetzen hatten.

Als im Übrigen eine verheerende Pestepidemie 1564–1566 in Biel insgesamt 640 Todesopfer einforderte und damit die Bevölkerung um über die Hälfte dezimierte[52], gestalteten sich die dortigen Verhältnisse gar nochmals um einiges überschaubarer. Jakob Funcklin hatte der Seuche zwar relativ lange zu widerstehen vermocht, ehe er sich ihr am 3. November 1565 – mit rund 43 Jahren – schließlich doch noch beugen musste:

> Jn disrem jar vff dem dritten tag nouembrÿ ist an der pestilentz verscheÿdenn der wolgelertt herr jacob füncklÿ, vnser predicantt bÿ 15. joren gwesenn hie zů Bielln vnd vns gar wol gelertt, gott sÿ lob, vnd helff vns allen zů einem seligen end, amen.[53]

De mortuis nil nisi bene: „wolgelertt" sei Jakob Funcklin gewesen, und an dieser Gelehrsamkeit habe er stets auch seine Bieler Gläubigengemeinde „gar wol" teilhaben lassen. Offenbar erst nachträglich glaubte Bendicht Rechberger dann aber doch, diesen lobenden Worten das lakonische Korrektiv „hatt übel hußghalten" noch nachschicken zu müssen. Und in der Tat gehörte auch dieses Merkmal einer „schlechten Haushaltsführung" ganz wesentlich mit zur Memoria eines Verstorbenen, der in finanziellen Belangen wahrlich keine glückliche Hand an den Tag gelegt hatte. Seiner zweiten Gattin Anna Jeger, der Schwester eines der einflussreichsten Bieler Ratsherren, hinterließ er einen geradezu desaströsen Schuldenberg, der ihr noch während etlicher Jahre höchst ungemütliche juristische Querelen eintragen sollte.[54] Doch das wäre nun wiederum eine ganz andere denkwürdige Geschichte, die zu erzählen sich hoffentlich bald anderswo Gelegenheit finden wird.

---

52 Vgl. Bendicht Rechbergers *Bieler Chronik*: Biel, Stadtarchiv, CCXLIX, Nr. 12, 148.

53 Ebd., 147.

54 Vgl. besonders die hierher gehörenden Gerichtsprotokolle: Biel, Stadtarchiv, CLXVI, Nr. 99.

Anhang
Jakob Funcklins geistliche Spiele in Bieler Inszenierungen 1550–1565.

1550 24.8.	öffentliche Freilichtaufführung durch Bürger: Vom reichen Mann und armen Lazarus	Druck und Rechberger
1552 „Neujahr“	Schüleraufführung im Rathaus: (= Von der Auferweckung des Lazarus ?)	Seckelamts-rechnungen
1552 wohl 21.2.	öffentliche Freilichtaufführung durch Schüler: Von der Auferweckung des Lazarus	Druck (Datum: Seckelamts-rechnungen)
1552 1./2.5.	öffentliche Freilichtaufführung durch Schüler: Lot und Abraham	Rechberger
1553 „Neujahr“	Schüleraufführung im Rathaus, abends	Seckelamts-rechnungen
1553 25./26.6.	öffentliche Freilichtaufführung in der Burg durch Bürger und Bürgerssöhne: Ahasver und Esther	Rechberger
1554 „Neujahr“	Schüleraufführung im Rathaus: Von der Empfängnis und Geburt Christi	Druck
1554 15.11.	öffentliche Aufführung in der Burg durch junge Bürgerschaft, abends: Von der Empfängnis und Geburt Christi	Rechberger
1554 20.11.	öffentliche Freilichtaufführung: Sodom und Gomorrha	Rechberger
1556 30.4.	öffentliche Freilichtaufführung in der Burg: Weltspiel	Rechberger
1556 1.5.	öffentliche Aufführung durch Bürger und Schüler, abends: Johannesoffenbarung	Rechberger
1561 31.8.	öffentliche Schüleraufführung: Vom verlorenen Sohn	Rechberger (Datum: Seckelamts-rechnungen)
1562 31.5.	öffentliche Schüleraufführung im Ring: Von Christi Auferstehung und Himmelfahrt	Rechberger
1563 „Neujahr“	Schüleraufführung im Rathaus, abends	Seckelamts-rechnungen
1564 „Neujahr“	Schüleraufführung im Rathaus: „Mörenspiel“ (= Von der Empfängnis und Geburt Christi ?)	Seckelamts-rechnungen

1565 „Neujahr“	Schüleraufführung im Rathaus	Seckelamts-rechnungen
1565 3.6.	öffentliche Freilichtaufführung durch Schüler und Jugend: Susanna	Rechberger

Verzeichnis der zitierten Literatur

Literarische Handschriften und alte Drucke

Ein gmein gsangbůchle von vil vor vn̄ yetz nüwgedichten Psalmen / Hymnen vnd geistlichen liedern ... Mit einer kurtzen vorred Am[brosij] B[laureri]. Zürich: Christoffel Froschauer o. J. [1552]. (Zürich, Zentralbibliothek: Zwingli 2003).

Jakob Funcklin, *Tragœdi ... von dem Rychen Mann vnd armen Lazaro*. Bern: Mathias Apiarius 1551. (Wolfenbüttel, Herzog August Bibliothek: Lo 1640.1).

Jakob Funcklin, *Spyl ... vom Lazaro / welchen Christus von den todten am vierdten tag vferweckt hat*. Zürich: Christoffel Froschauer o. J. [1552]. (Zürich, Zentralbibliothek: 3.202/2).

Jakob Funcklin, *Spyl von der Empfencknuß vn̄ Geburt Jesu Christi*. Zürich: Christoffel Froschauer o. J. [1554]. (Zürich, Zentralbibliothek: 3.202/3).

Jakob Funcklin, *Auferstehungs- und Himmelfahrtsspiel*. (Zürich, Zentralbibliothek: Ms. C 79a).

Historia dess leidens vnd stärbens / der begrebtnuss / vfferstehung vnd hym̄elfart Jesu Christi... Konstanz: Balthasar Rummetsch 1545. (Zürich, Zentralbibliothek: D 223).

Leo Jud, Des lydens Jesu Cristi Gantze vß den vier Euangelistenn geeinigte historia mit Christlicher klarer vn̄ einfalter vßlegung ... Zürich: Christoffel Froschauer 1539. (Zürich, Zentralbibliothek: 5.338/1).

Leo Jud, Der vrstende Jesu Christi Mit vorgestelter begreptnuß ouch volgender him̄elfart vnnd sendung des Heiligen geistes Euangelische historia ... Zürich: Christoffel Froschauer 1539. (Zürich, Zentralbibliothek: 5.338/2).

Konstanzer Chronik des Gregor Mangolt. (Zürich, Zentralbibliothek: Ms. A 83).

Konstanzer geistliche Sammelhandschrift. (Winterthur, Stadtbibliothek: Ms. 4° 58).

[Psalmenbůchle Sampt anderen geistlichen liederen / von allen / so vor vnd yetz nüw gedichtet / in ein råchte ordnung zůsamen gestellet.] Zürich: Christoffel Froschauer o. J. [um 1560/65]. (Zürich, Zentralbibliothek: III R 153b).

Bendicht Rechberger, *Bieler Chronik 1524–1566*. (Biel, Stadtarchiv: CCXLIX, Nr. 12).

Archivalien und Briefe

Biel, Stadtarchiv, CXXIII, Nr. 5: Bieler Missivenprotokollbuch der Jahre 1542–1572.

Biel, Stadtarchiv, CXXX, Nr. 84: Brief Johannes Jungs an Biel (17. 12. 1549).

Biel, Stadtarchiv, CXXXI, Nr. 11: Bieler Synodalstatuten (zugleich Protokoll- und Manualbuch des Dekans), am 8. 9. 1562 begonnen.

Biel, Stadtarchiv, CLXVI, Nr. 99: Verhörprotokolle betreffend Jakob Funcklins Nachlassregelung (Verhöre vom 12.–30. April 1567), Abschrift aus dem Jahre 1572.

Biel, Stadtarchiv, CLXXVIII, VIII.8 – T.VIII: Bieler Ratsprotokollbuch.

Biel, Stadtarchiv, CCXLVI, Nr. 125: *Urkunden-Buch Nr. 1 Heilmannische Bibliothec: Allerhand Verträg, Mandat und Ordnungen von A° 1275 biß 1570*, enthaltend u. a.: Bieler Schulordnungen vom 25. 11. 1555 (331–334) und von 1564/65 (339–365).

Biel, Stadtarchiv, CCXCI, Bd. 34, 1564: Bieler Seckelamtsrechnungen 1564.

Konstanz, Stadtarchiv, B I/49: Konstanzer Ratsprotokollbuch.

St. Gallen, Kantonsbibliothek, Vadianische Sammlung VI/345: Brief Jakob Funcklins an Thomas Blarer (30. 11. 1548).

Zürich, Staatsarchiv, E II 370, 162: Brief Johann Hallers an Heinrich Bullinger (11. 2. 1552).

Zürich, Staatsarchiv, E II 441, 741–744: Brief Jakob Funcklins an Heinrich Bullinger (7./8. 7. 1551).

Zürich, Staatsarchiv, E II 446, 348: Brief Michael Schlatters an Heinrich Bullinger (28. 1. 1550).

Zürich, Staatsarchiv, E II 446, 350–352: Brief Michael Schlatters an Heinrich Bullinger (2. 7. 1551).

Forschungsliteratur

Newton Stephen Arnold, A Swiss Resurrection Play of the Sixteenth Century. New York 1949.

Jakob Baechtold, Geschichte der deutschen Literatur in der Schweiz. Frauenfeld 1892.

Werner und Marcus Bourquin, *Biel. Stadtgeschichtliches Lexikon von der Römerzeit (Petinesca) bis Ende der 1930er Jahre.* Historisch, biographisch, topographisch. Mit Ergänzungen für den Zeitraum bis 1999. Biel 1999.

BW Blarer = *Briefwechsel der Brüder Ambrosius und Thomas Blarer 1509–1548*, 3 Bde., hg. Traugott Schiess. Freiburg/Br. 1908–1912.

BW Bullinger = *Heinrich Bullinger: Werke.* Abt. 2: Briefwechsel, hg. Zwingliverein. Zürich 1973ff.

BW Vadian = *Die Vadianische Briefsammlung der Stadtbibliothek St. Gallen*, hg. Emil Arbenz, 7 Bde. St. Gallen 1890–1913. (Mitteilungen [zur vaterländischen Geschichte] des Historischen Vereins St. Gallen 24–25, 27–30, 30a.)

Antoine-Elisé Cherbuliez, Das Gesangbuch Ambrosius Blaurers und die Chronologie der in der Schweiz gedruckten reformierten Gesangbücher des 16. Jahrhunderts, *Zwingliana* 5 (1933), 417–454.

Markus Jenny, Geschichte des deutschschweizerischen evangelischen Gesangbuches im 16. Jahrhundert. Basel 1962.

Markus Jenny, Ergänzungen zur Liste der Zürcher Gesangbuchdrucke im Reformationsjahrhundert, *Zwingliana* 13 (1969), 132–143.

Carl Friedrich Ludwig Lohner, Die reformierten Kirchen und ihre Vorsteher im eidgenössischen Freistaate Bern, nebst den vormaligen Köstern. Thun 1865.

Die Matrikel der Universität Basel, hg. Hans Georg Wackernagel u. a., Bd. 2: 1532/33–1600/01. Basel 1956.

Die Matrikeln der Universität Tübingen. I: Die Matrikeln von 1477–1600, hg. Heinrich Hermelink. Stuttgart 1906.

Walter E. Meyer, Ein geistlich Spyl von der Empfengknuss und Geburt Jesu Christi. Das Bieler Weihnachtsspiel aus dem Jahre 1553, *Neues Bieler Jahrbuch* 1978, 67–82.

Bernd Moeller, *Johannes Zwick und die Reformation in der Reichsstadt Konstanz.* Konstanz 1961. (Quellen und Forschungen zur Reformationsgeschichte 28.)

Rudolf Pfister, Ambrosius Blarer in der Schweiz, 1548–1564, in Bernd Moeller (Hg.), *Der Konstanzer Reformator Ambrosius Blarer 1492–1564.* Gedenkschrift zu seinem 400. Todestag. Konstanz 1964, 205–220.

Richard Raubenheimer, *Paul Fagius aus Bergzabern.* Sein Leben und Wirken als Reformator und Gelehrter. Grünstadt 1957. (Veröffentlichungen des Vereins für pfälzische Kirchengeschichte 6.)

Die Rechtsquellen der Stadt Biel mit ihren „Äusseren Zielen“ Bözingen, Vingelz und Leubringen. Bearbeitet von Paul Bloesch, 2 Teilbände. Basel 2003. (Die Rechtsquellen des Kantons Bern, Bd. I/13.)

Hans-Christoph Rublack, *Die Einführung der Reformation in Konstanz von den Anfängen bis zum Abschluss 1531.* Gütersloh 1971. (Quellen und Forschungen zur Reformationsgeschichte 40.)

Friedrich Spitta, Das Gesangbuch Ambrosius Blarers, *Zeitschrift für Kirchengeschichte* 38 (1920), 238–261.

Huldreich Gustav Sulzberger, *Biographisches Verzeichniss der Geistlichen aller evangelischen Gemeinden des Kantons Thurgau.* Frauenfeld 1863. (Thurgauische Beiträge zur vaterländischen Geschichte 4–5.)

Jörg Vögeli, *Schriften zur Reformation in Konstanz 1519–1538*, und Gregor Mangolts Konstanzer Reformationsgeschichte von 1562, 3 Bde., bearbeitet von Alfred Vögeli. Basel 1972/73.

Philipp Wackernagel, *Das deutsche Kirchenlied von der ältesten Zeit bis zu Anfang des XVII. Jahrhunderts*, 5 Bde., Leipzig 1864–1877.

Jakob Wyss, *Das Bieler Schulwesen von seinen Anfängen bis zur Vereinigung der Stadt mit dem Kanton Bern* (1269–1815). Biel 1919.

Nova Acta Paracelsica, N.F. 22/23 (2008/09), Seiten 75–87

Humanismus und Humanität im medizinischen Werk von Jakob Ruf, Stadtschnittarzt zu Zürich[1]

CLEMENS MÜLLER

Baden in Pfäfers und anderswo – eine Hommage an den *genius loci*

> Das Benediktinerkloster von Pfäfers liegt in Rhätien und der Diözese Chur und ist zwei deutsche Meilen rheinabwärts von Chur auf einem hohen Berg erbaut. Wenn man zu ihm emporsteigt, erstreckt sich unter einem eine weite Ebene mit lieblichen Weiden, schattigen Wäldern und ergiebigen Quellen. An den Rändern der Ebene erheben sich himmelhohe Berge, durchkerbt von einem tiefen, steilen Tal. Durch dieses fließt mit lautem Getöse ein eisiger Bach, der bei Ragaz aus dem Tal hervorbricht und geraden Weges zum Rhein strebt. Nach ungefähr einer Stunde Fußmarsch in südlicher Richtung gelangt man zu einer heißen Quelle, die neben dem genannten eisigen Bach aus den Felsen am Talgrund zwischen hohen, engen Felswänden entspringt. Sie wurde vor etwa dreihundert Jahren von einem Jäger entdeckt.

So schilderte Konrad Gessner den Tagungsort des diesjährigen Treffens der Schweizerischen Paracelsus-Gesellschaft in seiner Schrift *De thermis Helveticis* von 1553.[2] Es handelt sich dabei um eine Zusammenfassung

---

1 Vortrag vor der Schweizerischen Paracelsus-Gesellschaft, Altes Bad Pfäfers, 4. Oktober 2008.

2 Konrad Gessner, »De thermis Helveticis«, in: *De balneis omnia, quae extant apud Graecos, Latinos et Arabas, ...*; Venedig: Giunta, 1553, f. 293vb: „Monasterium Fabariense ordinis S. Benedicti situm est in Rhetia et dioecesi Curiensi. Distat autem a Curia secundum descensum Rheni duobus milliaribus Germanicis, in alto monte extructum, quo cum ascenderis, patet magna planicies cum amoenis pratis, sylvis opacis et largissimis fontibus. Ab illa planicie montes utrinque in coelum ascendunt, quos separat profundissima et praeceps vallis, per quam perfluit horrendo strepitu amnis glacialis, qui Ragatii prorumpens ex convalle recta petit Rhenum. Spacio unius

der weit ausführlicheren Beschreibung in der *Cosmographia* des Humanisten Sebastian Münster.[3] Zwar hatte Gessner das Bad Pfäfers selbst besucht und untersucht, stützte sich aber – wie auch in seinen übrigen Werken – vorwiegend auf bereits vorliegende Darstellungen. Zu diesen gehörte auch Paracelsus' Büchlein *Vonn dem Bad Pfeffers in Oberschwyz.*[4] Gessner entnahm ihm den Katalog der fast universalen Heilkräfte der Thermalquelle, deren Wirkung auch „bei sämtlichen Frauenleiden" hilfreich sein sollte.[5]

Ein Jahr nach Gessners Bäderschrift publizierte Jakob Ruf, Steinschneider, Hebammenaufseher und Vorgänger Gessners als Stadtarzt von Zürich, sein *Trostbüchlein*, ein Lehrbuch der Geburtshilfe und der Frauenheilkunde. Darin empfahl er – neben dem gesamten übrigen medizinisch-pharmazeutischen Apparat seiner Zeit – auch die Nutzung der Schweizer Heilbäder zur Behandlung der Unfruchtbarkeit bei Männern und Frauen. Ausdrücklich nennt er „das Schwytzerbad zuo Oberbaden"

fere horae pedestris itineris versus meridiem inveniuntur thermae iuxta dictam glacialem aquam prodeuntes ex petris in ima valle inter altos et coniunctissimos montes depraehensae ante trecentos annos a venatore quodam." (Übersetzung des Verfassers)

3 Sebastian Münster, *Cosmographia*, erstmals erschienen 1544; Pfäfers erscheint in Buch 3: »De Germania«, Kap. »De regionibus, civitatibus, castellis et insignioribus monasteriis in Helvetia ad latus Rheni sitis« (ed. Basel 1552, p. 383sq.).

4 Paracelsus, *Von des Bades Pfäfers Tugenden, Kräften und Wirkung, Ursprung und Herkommen, Regiment und Ordnung*. Pfäfers, 31. August 1535. In: Paracelsus, *Sämtliche Werke*. Abt. 1, Bd. IX: »‚Paramirisches' und anderes Schriftwerk der Jahre 1531–1535 aus der Schweiz und Tirol.« München: Barth, 1925, S. 639–659.

5 Gessner, *De thermis Helveticis*, f. 294rb sq. „Scripsit de his thermis Germanice libellum apud nos excusum Theophrastus Paracelsus empiricus, ubi eas prodesse scribit membris contractis ob iram, vinum aut colicam, tremori ex ira, victu inordinato, frigore, arthritidi omni coxarum et dorsi doloribus, lassitudini ex calore aut labore membrisque, quae alimentum non sentiunt, omnibus morbis ad auriginem inclinantibus aut a bile provenientibus tum apostematis internis, febribus chronicis, praesertim quartanis, paralysi et diabete, si tertio repotantur, omnibus morbis muliebribus [...]". Die Bezeichnung *empiricus*, „Natur-, Erfahrungsarzt", ist zu dieser Zeit grundsätzlich despektierlich gemeint; *Deutsches Fremdwörterbuch*, Hg. Hans Schulz et al. Berlin, New York: de Gruyter, 1995ff., Bd. 5, S. 126 »Empiriker«.

sowie „Niderbaden / Wallis vnd Emps".[6] Über die möglichen Gründe dafür, dass Pfäfers auf dieser Liste nicht erscheint, soll hier nicht spekuliert werden. Mit Sicherheit hat er den Kurort gekannt, vielleicht sogar auch einmal besucht – er lag ja gewissermaßen auf dem „Schulweg" des jungen Jakob Ruf.

Jakob Ruf – Karriere eines Selfmademans

Jakob Ruf war um 1505 in Konstanz als ältestes Kind einer armen Bürgerfamilie geboren worden. Sein Vater schickte ihn in eine Klosterschule in Chur, vielleicht St. Luzi.[7] Wohl unter dem Eindruck der Reformation brach er die Schule ab und kehrte um 1525 nach Konstanz zurück, um hier das Schererhandwerk zu erlernen. Das wissen wir aus einer Konstanzer Ratsmissive an den Rat von Chur, in der das vorausbezahlte Schulgeld zurückgefordert wurde.[8] 1530 oder 1531 legte Ruf in Lindau die Meisterprüfung als Scherer ab. Er war nun Handwerksarzt, in der gelehrten Titulatur der Zeit *chirurgus* – im Gegensatz zu den höher geschätzten, universitär gebildeten *medici,* die sich (nur) mit der Leibarznei beschäftigten, also mit diätetisch oder medikamentös zu behandelnden Krankheiten. Zu seinen Spezialitäten gehörten der Starstich und der Steinschnitt. In dieselbe Zeit fällt auch die Heirat mit Kleophe Schenkli,

---

6 *Trostbüchlein* 6,7 (Gesamtausgabe Bd. 4, S. 572/573); 6, 1 (S. 536/537). Die Namen Ober- und Niederbaden (lat. *aquae Helveticae*) dienten beide zur Bezeichnung des schweizerischen Baden im Gegensatz zu den gleichnamigen Orten in Deutschland und Österreich. Mit den Walliser Bädern dürfte Leukerbad gemeint sein; daneben verzeichnet Gessner auch Bäder in Brig (f. 295v sq.). Neben dem bekannten deutschen Bad Ems „in ditione Episcopi Treverensis" erwähnt Gessner unter den deutschen Bädern ein weiteres „in finibus lacus Podamici, quem Constantiensem vocant" (f. 297r), also Ems bei Hohenems in Vorarlberg, das nach Zedler, Johann Heinrich: *Großes vollständiges Universal-Lexicon* ...; Halle/ Leipzig 1732–1754, Bd. 8, Sp. 994 „einen berühmten Gesund-Brunnen" besaß.

7 Alle Angaben stützen sich auf die verschiedenen biographischen Beiträge im ersten Band der Gesamtausgabe Zürich 2008 (siehe unten, Anm. 33). Alle folgenden Angaben mit Band- und Seitenzahl beziehen sich auf diese Ausgabe.

8 Ediert in Bd. 1, S. 186.

einer Wilerin aus guter Familie, die für Rufs sozialen Aufstieg eine bedeutende Rolle spielte.[9]

1532 wurde Ruf von der Stadt Zürich als Stadtchirurg angestellt; sein Vorgänger Jakob Sprenger war in der Schlacht von Kappel gefallen. Zugleich erhielt er das städtische Bürgerrecht geschenkt; das lässt auf ein hohes professionelles Renommée des jungen Chirurgen schließen. Zu seinen Amtspflichten fanden sich nach und nach auch die „Brunnenschau, die Siechenschau und die Hebammenaufsicht".[10] 1552 bis 1554 war er interimistisch mit dem Amt des Stadtarztes betraut, das eigentlich nur akademisch gebildeten Ärzten offen stand. 1553 erhielt er zusammen mit Konrad Gessner den Auftrag, die erste Zürcher Apothekerordnung aufzustellen. Er starb 1558 als geachteter und wohlhabender Bürger. Amtsnachfolger wurde sein Schwiegersohn Peter Hafner, den er selbst ausgebildet hatte. Sicher zu Recht bezeichnete die Ruf-Forscherin Hildegard Keller Ruf als „eidgenössischen Selfmademan des 16. Jahrhunderts par excellence".[11]

Arzt und Autor

Als Zürcher Stadtchirurg hatte Ruf zweifellos ein ansehnliches Arbeitspensum zu bewältigen, das, wie erwähnt, im Lauf der Jahre durch stadtärztliche Pflichten erweitert wurde. Angesichts des Umfangs der beruflichen Beanspruchung wird das vielseitige publizistische Werk erstaunen, das in den Jahren von 1538 bis 1557 entstand. Neben Kleinformen wie Flugblättern, Kalendern, Spruch- und Lieddichtung widmet es sich zwei ganz unterschiedlichen Schwerpunkten: Den einen bildet ein Korpus vorwiegend lateinischer medizinischer Schriften, die sozusagen berufsbegleitend entstanden, den anderen ein umfangreiches deutschsprachiges dramatisches Werk, das der Autor teilweise sogar persönlich inszenierte. Auf das letztere kann im Rahmen des Themas nicht näher eingegangen werden. Ein kurzer Überblick sei dennoch gestattet, um wenigstens ein grobes gesamthaftes Umrissbild zu gewinnen.[12] Um 1538 entstand der

9 Andrea Kauer, »Jakob Rufs Herkunft und Erbe«, Bd. 1, S. 56–58.

10 Hubert Steinke, »Medizinische Karriere im städtischen Dienst«, Bd. 1, S. 91.

11 Hildegard Elisabeth Keller, Vorwort zu Bd. 1, S. 11.

12 Alle Informationen zum Bühnenwerk stützen sich auf Hildegard Elisabeth Keller, »Werkübersicht«, Bd. 1, S. 173ff.

nur handschriftlich überlieferte Erstling »Etter Heini«. Er schildert eine „Reise, die der bäuerliche Protagonist Etter Heini unternimmt, um bei den sieben Weisen Ratschläge zur moralisch-religiösen und [...] politischen Erneuerung der Eidgenossenschaft einzuholen." Im folgenden Jahr, am Pfingstmontag 1539, wurde der »Weingarten« aufgeführt. Er „inszeniert die neutestamentliche Parabel vom Weinberg aus reformatorischer Perspektive. Papst und Kardinal als Pächter des Weinbergs verbünden sich mit Satan gegen Gottvater, den Besitzer des Weinbergs." Das Spiel ist in einer mit Federzeichnungen reich illustrierten Handschrift erhalten und wird in der Vadianischen Sammlung an der Kantonsbibliothek St. Gallen aufbewahrt. Noch vor 1545 muss die von Konrad Gessner in der *Bibliotheca universalis* erwähnte, aber nicht erhaltene »Paulina« entstanden sein, ein zweifellos antiklerikales Stück um eine römische Adlige, die mithilfe eines Priesters verführt wurde. Am Neujahr 1545 wird der »Wilhelm Tell«, „die zweitälteste theatralische Umsetzung des Tellstoffes überhaupt", aufgeführt und im selben Jahr gedruckt. Im selben Jahr erscheint eine »Passion« im Druck, die „als das einzige erhaltene protestantische Passionsspiel der Eidgenossenschaft" gilt. Eine Aufführung ist nicht nachgewiesen. 1550 inszeniert Ruf über zwei Tage hin das Großdrama »Adam und Eva«, das mit dem Engelssturz beginnt und mit der Sintflut endet; es wurde in der Folge bei Froschauer gedruckt.

Die humanistisch geprägte Umgebung in Zürich muss Ruf als sehr anregend empfunden haben. Vor allem wohl der freundschaftliche Umgang mit dem Stadtarzt Christoph Klauser und dem jungen Gelehrten Konrad Gessner motivierten ihn dazu, sich nun auch das theoretische medizinische Wissen der Zeit schrittweise anzueignen, das erarbeitete Wissen schriftlich niederzulegen und handschriftlich oder im Druck zu verbreiten.

Eine erste Gelegenheit bot ein Ereignis, das die Menschen damals wohl weithin beschäftigte. Im Februar 1543 war in Schaffhausen ein siamesisches Zwillingspaar geboren worden. Ruf ließ dazu ein Flugblatt in lateinischer Sprache erscheinen, in dem er das Ereignis theologisch, astrologisch, vor allem aber mit einer originellen embryologischen Theorie erklärte.[13]

1544/45 erarbeitete er auf der Grundlage des *Catalogus illustrium medicorum* des nachmaligen Berner Stadtarztes Otto Brunfels (1488–1534) und weiteren Quellen ein Verzeichnis von 468 Namen von Berühmtheiten aus der Medizin-, Astronomie- und Astrologiegeschichte. Er

13 *Flugblatt von der Schaffhauser Missgeburt*, Bd. 2, S. 424ff.

ließ es abschreiben und widmete es Klauser und Gessner als Freundesgabe. Ruf vergewisserte sich damit der alten Tradition seiner ärztlichen Kunst. Sein Fokus ist trotz der geäußerten Hochschätzung für die grundlegenden Leistungen der Antike nicht puristisch auf diese gerichtet; vielmehr führt Ruf die mittelalterlichen und arabischen Autoren gleichwertig neben den antiken auf. Bedeutend ist vor allem die Vorrede zum Verzeichnis, die zu einer Reformation des städtischen Gesundheitswesens aufruft.[14]

Im Lauf der folgenden Jahre verfasste Ruf seine erste medizinische Monographie, die *Practica in arte ophthalmica copiosa,* von der uns leider nur der erste Teil in einer Abschrift erhalten ist. Eine Publikation war anscheinend geplant, lässt sich aber nicht nachweisen.[15] Der Text ist eine Kompilation aus der gelehrten Tradition, hauptsächlich aus dem Werk des Bagdader Augenarztes Ali ibn Isa, lateinisch Jesus Hali. Bemerkenswert sind die anatomischen Illustrationen, die sich zum Teil unverkennbar an Andreas Vesals *De humani corporis fabrica libri septem* anlehnen, die 1543 in Basel bei Oporin erschienen waren, aber insgesamt ein eigenständiges Darstellungskonzept präsentieren.

Das medizinische Hauptwerk ist das *Trostbüchlein*, erschienen 1554.[16] Mit vollem Titel nennt es sich „Ein schön lustig Trostbüchle von den empfengknussen vnd geburten der menschen vnnd jren vilfaltigen zuofälen vnd verhindernussen, mit vil vnnd mancherley bewärter stucken vnnd artznyen, ouch schönen figuren". Dieses umfangreiche Werk in sechs Büchern diente als Lehrbuch für die städtischen Hebammen, deren Ausbildner und Prüfer Ruf war. Es erschien parallel in einer lateinischen Ausgabe, für deren Erarbeitung Ruf die Unterstützung des jungen Zürcher Theologen Wolfgang Haller in Anspruch nehmen konnte. Diese Version wandte sich an ein gelehrtes internationales (männliches) Publikum.

Beiden Versionen wurde mit Nachdrucken und Übersetzungen ins Tschechische, Niederländische und Englische eine europaweite Nachwirkung und Druckgeschichte zuteil, die bis mindestens ins späte 17. Jahrhundert reicht.[17] Dies ist kein Zufall. Obwohl Rufs Werk Teil einer schon langen Tradition geburtshilflicher Literatur und zu weiten Teilen

14 *Ärzte- und Astrologenverzeichnis*, Bd. 3, S. 11ff.

15 *Augenheilkunde,* Bd. 3, S. 465ff. Gessner erwähnt sie in seinem Sammelwerk *De chirurgia* von 1555 als „librum de oculorum natura et variis eorum morbis curandis, qui nondum aeditus est."

16 *Trostbüchlein*, Bd. 4, S. 265ff.

17 Verzeichnet in Bd. 4, S. 302–312.

ein Kompilat aus dieser darstellt, bot er einige Besonderheiten. Zu nennen sind die im Titel erwähnten anatomischen Illustrationen. Nach Rufs Ansicht mussten die Hebammen über solide anatomische Kenntnisse verfügen, um ihre Arbeit professionell verrichten zu können. Eine besondere Attraktivität stellte wohl auch der umfangreiche, ebenfalls illustrierte teratologische Teil dar. Rufs Interesse für Ursache und Bedeutung von Missbildungen hatte sich schon im Flugblatt zur Schaffhauser Missgeburt manifestiert; dieses Interesse – und auch die Schaffhauser Missgeburt – erscheinen nun auch wieder im *Trostbüchlein.*

Zwei Jahre vor Rufs Tod erschien der *Libellus de tumoribus quibusdam phlegmaticis non naturalibus.*[18] Motiviert durch einen extremen Fall einer Handgeschwulst eines Zürcher Bürgers verfasste Ruf ein praktisches Kompilat aus der ausufernden zeitgenössischen theoretischen Literatur über die äußerlichen „phlegmatischen" Geschwulste. Er ergänzte es mit einer Abhandlung über die Gangrän, den gefürchteten „kalten Brand", und die Paronychie, den Nagelumlauf, der sich bei ungünstigem Verlauf über Hand und Arm ausbreiten kann, wie es bei dem erwähnten Zürcher Bürger der Fall war. Auch diesem Werk war ein erstaunlicher Erfolg beschieden. Es erschien noch im späteren 17. Jahrhundert in einer niederländische Übersetzung.

Handwerker und Humanist

Thomas Maissen skizziert in seinem Artikel »Humanismus« im Historischen Lexikon der Schweiz anhand von Huldrych Zwingli (1484–1531) den typischen „Werdegang [...] für den schweizerischen Humanismus": Geburt in der Provinz, Besuch einer städtischen Lateinschule, Studium an einer oder mehreren Universitäten, Abschluss – zumindest – mit dem *Magister Artium.* Dazu kamen das Studium des „guten" Lateins anhand der antiken Autoren und der Lektüre italienischer Humanisten, gegebenenfalls die Aneignung des Griechischen oder gar des Hebräischen sowie die Verehrung von Erasmus, dem genialen Vordenker des nordalpinen Humanismus.[19]

18 *Tumorbüchlein*, Bd. 4, S. 787ff.

19 Thomas Maissen, »Humanismus«, in: *Historisches Lexikon der Schweiz* (HLS), Version vom 16.01.2008, URL: http://www.hls-dhs-dss.ch/textes/d/D17432-1-3.php.

Dieses Grundmuster humanistischer Bildung bewährt sich bei allen namhaften Schweizer Humanisten, so bei Vadian (Joachim von Watt, 1484–1551): Er stammte aus St. Gallen, besuchte die Lateinschule daselbst, wurde 1509 *Magister Artium* an der Universität Wien, 1517 ebenda Doktor der Medizin. Heinrich Glarean (1488–1563): geboren in Mollis, Schulen in Bern und Rottweil, Studium in Köln, 1510 *Magister Artium*. Konrad Gessner (1516–1565): Schule in Zürich, Studium 1533–34 an den Universitäten Bourges und Paris, 1541 Promotion in Basel zum Doktor der Medizin. Felix Platter (1536–1614): 1552–57 Medizinstudium in Montpellier, 1557 Promotion zum *Doctor medicinae* in Basel. Mit Blick auf Paracelsus, der ebenfalls zum *Doctor medicinae* promoviert haben soll, ist anzumerken, dass alle erwähnten Humanisten früher oder später eine gewisse *stabilitas loci* suchten und fanden und sich in einer lokalen Gesellschaft gleichsam einnisten konnten.

Kann man nun den Scherer, den Handwerker Ruf zu den Humanisten zählen? Wäre die Zugehörigkeit zu dieser Gruppe nur eine Frage des institutionellen Bildungsganges, müsste man die Frage verneinen. Wenn es um die verinnerlichte Bildung geht, um „das Selbstbewusstsein, die antiken *bonae litterae* nach dem scholastischen Mittelalter neu belebt zu haben“, wie Maissen ein Spezifikum des Humanisten beschreibt,[20] das sich an einem – natürlich lateinischen – Werk ablesen und überprüfen lässt, wird die Antwort anders ausfallen. Dann kann man Ruf füglich als „Selfmade-Humanisten par excellence“ bezeichnen.

Bereits beim Schaffhauser Flugblatt lässt sich trotz dessen Kürze beobachten, dass Ruf die formalen Erfordernisse der erneuerten, an den Mustern der Antike ausgerichteten Latinität bravourös erfüllt.[21] Ja, sein erster Satz könnte bereits als bewusste Demonstration humanistischer Sprachkompetenz aufgefasst werden: In einer einzigen, kunstvollen Periode wird anhand eines Vergleichs die embryologische Theorie zur Entstehung von Missbildungen vorgetragen:

> Wie der Rahm, der auf der Milch schwimmt und infolge einer leichten Erschütterung oder Bewegung gesprengt wurde, auf keine Weise wieder in den früheren unversehrten Zustand gebracht werden kann (ganz ähnlich den auch im reifen Zustand äußerst zarten Blüten der Bäume,

---

20 Thomas Maissen, »Humanismus«, in: *Historisches Lexikon der Schweiz* (HLS), Version vom 16.01.2008, URL: http://www.hls-dhs-dss.ch/textes/d/D17432.php.

21 Zu Rufs Latinität im Detail siehe Clemens Müller, »... *propter Latinae dictionis puritatem*«, Bd. 5, S. 56ff.

> die ein leichtes Lüftchen oder auch ein Regen mühelos herabreißt und zerstört), so kann auch der im Mutterschoß empfangene männliche Samen, welcher den zarten Blüten der Bäume und dem Rahm auf der Milch vorzüglich gleicht und – infolge von Schrecken, Furcht, plötzlicher Freude oder durch andere Vorfälle sowie durch unterschiedliche Eigenschaften von Arzneien – im ersten zarten Beginn sogleich nach der Empfängnis in der Gebärmutter auseinander gerissen und zerstückelt worden ist, auf keine Weise wieder zusammengeklebt und in die ursprüngliche Form zurückgebracht werden, in den Zustand also, in den er durch das Wirken der Natur selbst gleich zu Anfang gegossen und geordnet wurde.[22]

Im *Ärzte- und Astrologenverzeichnis* sowie in der *Augenheilkunde* streut Ruf überdies vereinzelt griechische, griechisch geschriebene Begriffe ein, die eine zumindest marginale Bemühung um diese erzhumanistische Sprache beweisen; im weiteren Werk verzichtet er dann allerdings auf diese Verzierung.[23]

Auf andere, doch ebenso typische Weise zeigt sich das humanistische Bestreben in den medizinischen Monographien, der *Augenheilkunde*, dem *Trostbüchlein* und dem *Tumorbüchlein*. Ruf erhebt ja, wie zu seiner Zeit üblich, nicht primär den Anspruch, neues Wissen zu produzieren: „Alles aber, was hier vorliegt, was es auch sei, habe ich, weil der Chirurgenberuf ein allgemeiner ist, im Großen und Ganzen mit den alten und neueren Chirurgen gemein," sagt er im Vorwort zum *Tumorbüch-*

---

22 *Flugblatt von der Schaffhauser Missgeburt*, Bd. 2, S. 424: „Quemadmodum superinducta concreta pinguedo facili casu aut motu dissoluta nulla prorsus ratione ad integrum statum reduci potest, tenellis, maturis tamen arborum floribus simillima, quos levis aura et quivis imber facillime deiicit et in nihilum redigit, ita etiam conceptum in utero materno virile semen, huic arborum tenero flori lactisque concretae pinguedini similitudine adprime respondens, pavore, metu et gaudio repentino variisque casibus, naturis item medicinarum diversimodis, in primo debili et tenero initio post conceptum statim ruptum, diffusum et distractum in matricis domicilio nulla ratione conglutinari et in idem redigi potest, in eum statum scilicet, in quem opera naturae ipsius a primo statim initio diffusum et distributum fuit." (Übersetzung des Verfassers)

23 Zum Griechischen in Rufs Werk siehe Clemens Müller, *»... propter Latinae dictionis puritatem«*, Bd. 5, S. 68f.

lein.[24] Ein bedeutender Teil seiner Arbeit besteht neben der Konzeption der Bücher und der Auswahl und Zusammenstellung seiner Quellen in der „Humanisierung" der sprachlichen Gestalt seiner vorhumanistischen Gewährsleute – der Detailvergleich macht diese Leistung auf Schritt und Tritt deutlich. Sie wurde offenbar von seinen Zeitgenossen erkannt und anerkannt: Im Widmungsbrief an Leonhard Thurneysen zur Frankfurter Neuauflage des lateinischen *Trostbüchlein* von 1580 lobte der Verleger Sigmund Feyerabend Rufs Werk nicht nur wegen seines gediegenen theoretischen und praktischen Inhalts, *propter elegantem doctrinam ac insignem multiplicium rerum experientiam.* An erster Stelle wird vielmehr dessen hohe sprachliche Qualität genannt, die *Latinae dictionis puritas*, die nach Feyerabend weithin bekannt war und gerühmt wurde.[25]

Humanismus und Humanität

Gibt es einen Zusammenhang von Humanismus und Humanität? Hatte – und hat – die spezifische historische Bildungstradition, die wir Humanismus nennen, einen gemeinsamen inhaltlichen Kern, eine gemeinsame Ethik, als deren ideelle Ausprägung die Humanität, als deren Praxis der Humanitarismus verstanden werden kann? Dieser Zusammenhang ist gerade auch in der neusten Humanismus-Diskussion kontrovers behandelt worden.[26] Im Blick auf Jakob Ruf gilt aber zweifellos die These von Thomas Maissen: „Gemeinsam ist ihnen [den Humanisten, Anm. d.

---

24 *Tumorbüchlein*, Bd. 4, S. 802: „Omnia autem haec, quaecunque sunt, quia communis est chirurgiae professio, cum veteribus et recentioribus chirurgis communia fere habeo." (Übersetzung des Verfassers)

25 Texte zur Rezeptionsgeschichte des Trostbüchleins, Bd. 4, S. 730.

26 Zur aktuellen Diskussion siehe z.B. Faber, Richard (Hrsg.), *Streit um den Humanismus.* Würzburg: Königshausen & Neumann, 2003; Maissen, Thomas, und Gerrit Walther (Hgg.). *Funktionen des Humanismus. Studien zum Nutzen des Neuen in der humanistischen Kultur.* Göttingen: Wallstein, 2006. – Walther kommt zum Ergebnis, dass der Humanismus letztlich der „Summe seiner Funktionen" entsprach, die in der Existenz des einzelnen Humanisten natürlich ganz unterschiedlich sein konnten. Vor allem aber sei er deshalb so erfolgreich gewesen, weil er Komplexität reduziert habe: Der Humanismus „siegte, weil er so simpel war" (S. 14). Demgegenüber hält Maissen (»Überlegungen zu Funktionen und Inhalt des Humanismus«, S. 396ff.) an einer inhaltlichen Bestimmung des Humanismusbegriffs fest.

Verf.] die pädagogische Überzeugung, über sprachliche Vermittlung ethisch-politische Praxis *(vita activa)* lehren zu können."[27]

Der pädagogische, religiöse und politische Impetus ist im volkssprachlichen dramatischen Schaffen Rufs unübersehbar. Aber auch in den medizinischen Schriften lässt er sich mühelos nachweisen.

Schon das Flugblatt von 1543 dient nicht alleine der physiologisch-theologisch-astrologischen Deutung der Geburt der siamesischen Zwillinge. Es endet vielmehr in einem politisch-humanitären Appell:

> Daher mögen alle Staaten und Gemeinwesen mit größter Sorgfalt für zuverlässige Ärzte, Doktoren dieser Wissenschaft und erfahrene Hebammen sorgen, auf dass sie den Gebärenden, die sich durch eine solche Missgeburt von den schlimmsten Schrecken bedroht sehen, zu Hilfe und zur Unterstützung kommen können.[28]

Der Aufruf an die politischen Behörden wird in den folgenden medizinischen Schriften nachdrücklich wiederholt: Es ist die Aufgabe des Gemeinwesens bzw. von dessen Leitung, zugunsten des öffentlichen Wohls eine professionelle Gesundheitsversorgung zu gewährleisten. Diese Aufgabe besteht sowohl in der strikten Kontrolle von Scharlatanen, welche Gesundheit und Leben der Mitbürger in Gefahr bringen, als auch in der Anstellung und Förderung professioneller Heilkundiger.[29] Vor allem die Vorreden von *Augenheilkunde* und *Trostbüchlein* wiederholen insistent die Schlagworte der *publica necessitas,* der *publica utilitas* und des *bonum publicum.* Sich um diese zu kümmern, ist Menschenpflicht, *officium humanitatis.*[30] Der humanitäre Gedanke, dass die Not der leidenden Mitmenschen abgewandt werden müsse, findet sich explizit in allen medizi-

27 Thomas Maissen, »Humanismus«, in: *Historisches Lexikon der Schweiz* (HLS), Version vom 16.01.2008, URL: http://www.hls-dhs-dss.ch/textes/d/D17432.php.

28 *Flugblatt von der Schaffhauser Missgeburt,* Bd. 2, S. 426: „Proinde quaelibet politiae et respublicae sibi summa diligentia prospiciant fidelibus medicis, huius artis doctoribus et obstetricibus peritis, ut laborantibus partus tempore foeminis, quibus hoc monstrum supra modum dira minatur, succurrere et subvenire queant." (Übersetzung des Verfassers)

29 *Ärzte- und Astrologenverzeichnis,* Bd. 3, S. 30f.

30 *Augenheilkunde,* Bd. 3, S. 492; *Trostbüchlein,* Bd. 4, S. 317, 319, 321; *Trostbüchlein,* Bd. 4, S. 321 *humanitatis officia.*

nischen Monographien.[31] Ein ausführlicher Exkurs im *Trostbüchlein* wirbt für den Nutzen des Anatomiestudiums für die Hebammen und im Allgemeinen. Ruf formuliert darüber hinaus erzieherische Anliegen, die im folgenden Appell gipfeln:

> Wenn wir nun den Bau dieser Dinge und das wunderbar kunstreiche Wirken der Natur bei der Schöpfung des Menschen sorgfältig erwägen, werden wir da nicht immer an unsere Pflicht gemahnt? Dass wir nämlich, soweit es in unseren Kräften steht, sorgfältig bewahren, was die Natur mit allergrößter Mühe schuf, uns der Menschenliebe erinnern und nicht gegenseitig wider die Körper wüten, welche wir durch den Schöpfungsakt unserer gemeinsamen Mutter Natur besitzen! Denken wir daran, dass die Natur die verschiedenen Organe eines Körpers in ein und demselben Gefüge verband, aufs beste ausbildete und nach dem Gesetz der Gemeinschaft unauflöslich verband. Und schließlich lehrt uns und mahnt uns der überaus wunderbare Bau unseres Körpers, die unermessliche Weisheit und bewundernswerte Güte Gottes ebenso wie das Ziel unserer Existenz, also Gottes Ehre und unser Heil, zu erkennen und unserem erhabenen Schöpfer jederzeit die größte Dankbarkeit entgegenzubringen.[32]

---

31 *Augenheilkunde*, Bd. 3, S. 492; *Trostbüchlein*, Bd. 4, S. 319; *Tumorbüchlein*, Bd. 4, S. 800.

32 *Trostbüchlein*, Bd. 4, S. 389, 5–18: „Quid, quod diligenter perpensa harum rerum structura et mirabili naturae in perficiendo homine artificio nostri quoque nunquam non admonemur officii? Ut, quantum in nobis est, diligenter conservemus, quae tanto negotio vix dum natura produxit, et charitatis memores non in ea mutuo saeviamus, quae natura communi parente procreata possidemus corpora, eadem unius corporis variorum membrorum compage perpensa, quam in uno corpore natura quam optime finxit et sociali lege constrinxit. Quid, quod diligenter perpensa harum rerum structura et mirabili naturae in perficiendo homine artificio nostri quoque nunquam non admonemur officii? Ut, quantum in nobis est, diligenter conservemus, quae tanto negotio vix dum natura produxit, et charitatis memores non in ea mutuo saeviamus, quae natura communi parente procreata possidemus corpora, eadem unius corporis variorum membrorum compage perpensa, quam in uno corpore natura quam optime finxit et sociali lege constrinxit. Et quod summum est, ex tam artificiosa nostri corporis structura profundissimam Dei sapientiam bonitatemque stupendam nec non propriae conditionis finem, illius inquam gloriam nostramque salutem agnoscere et summa gratitudine tanto conditori nunquam non respondere monemur ac discimus.“ (Übersetzung des Verfassers)

Wir erkennen in diesem leidenschaftlichen Plädoyer des autodidaktischen Arztes und Humanisten Jakob Ruf jenen christlichen Pazifismus, welchen dezidiert Erasmus vertrat, der Erzhumanist unserer nördlichen Regionen.[33] Vielleicht dürfen wir in ihm sogar eine – wenn auch verhaltene – humanistische Kritik an den bekannten gewalttätigen Seiten der Zürcher Reformation heraushören.

Dank

Das Werk von Jakob Ruf liefert ein reiches, bisher kaum erschlossenes Material, das einen umfassenderen Blick als bisher auf die Zeit von Humanismus und Reformation und damit auf die Zeit von Paracelsus ermöglicht. Dass dieses Material nun gesamthaft und bequem der Forschung zur Verfügung steht, ist dem Wirken von Frau Prof. Hildegard Elisabeth Keller zu verdanken, die eigentlich als Referentin für diesen Anlass vorgesehen war. In einem dreijährigen Nationalfonds-Projekt mit dem Titel »Jakob Rufs Theater- und Heilkunst. Eine medienhistorische Untersuchung der volkssprachigen Theater- und Medizingeschichte Zürichs« hat sie mit einer interdisziplinären Arbeitsgruppe, der anzugehören der Referent die Freude hatte, das Material von und um Jakob Ruf systematisch aufgearbeitet. Im Mai dieses Jahres ist das Resultat dieser Arbeiten in Form einer fünfbändigen Werk- und Studienedition bei NZZ-Libro erschienen.[34] Die künftige Forschung zu den verschiedensten Aspekten des 16. Jahrhunderts darf an dieser reichen Mine nicht vorbeigehen.

---

33 „Der Mittelpunkt [des Schweizer Frühhumanismus] aber war Erasmus von Rotterdam, ... Erasmus vermittelte in seiner *Philosophia Christi* synthetisch antike und christlichen Pädagogik und Ethik und trat ein für einen praktizierten Glauben – insbesondere Pazifismus – anstelle von blossen Frömmigkeitsritualen und Verweltlichung." Thomas Maissen, »Humanismus«, in: *Historisches Lexikon der Schweiz* (HLS), Version vom 16.01.2008, URL: http://www.hls-dhs-dss.ch/textes/d/D17432-1-2.php.

34 Hildegard Elisabeth Keller (Hg.): *Jakob Ruf.* Leben, Werk und Studien. Zürich: Verlag Neue Zürcher Zeitung, 2008. 5 Bände, 2 CD-ROM.

Nova Acta Paracelsica, NF. 22/23 (2008/09), Seiten 89–119

Betrachtungen über den Sinn und die Rolle der Erfahrung bei Paracelsus

GEORGIOS PAPADOPOULOS

Teil B. Die ‚Stufen' der Erfahrung und das Unsichtbare[1]

‚Stufen' der Erfahrung

Eine Hauptquelle von Schwierigkeiten bei unserem Versuch, dem paracelsischen Begriff der Erfahrung näherzukommen, rührt daher, dass wir meinen, Erfahrung sei gleich Erfahrung, alle Erfahrungen lägen sozusagen auf der gleichen Ebene, Erfahrungen unterschieden sich höchstens in Bezug auf die Menge der Information, die Exaktheit der Messung, die Leistungsfähigkeit der benutzten technischen Hilfsmittel usw. In seinem *Labyrinthus medicorum errantium* gibt Paracelsus ein ziemlich klares Bild davon, wie er die Erfahrung versteht. Nach ihm gibt es verschiedene ‚Ebenen' oder ‚Stufen' der Erfahrung, die sich wesensmäßig voneinander unterscheiden.

Zuunterst in dieser Stufenfolge liegt das, was er ‚Experiment'[2] nennt. ‚Experiment' ist nach Paracelsus dasjenige, was man beobachtet: das Wissen oder die Feststellung einer äußerlichen Tatsache, die durch wiederholte Beobachtungen zustande gekommen ist.

---

1 Der erste Teil wurde in *NAP*, Neue Folge 20 & 21 (2006/07), 65–83, veröffentlicht.

2 In der mittelalterlichen philosophischen Terminologie ist ‚experimentum' mit ‚experientia' (d.h. Erfahrung) fast gleichbedeutend. Siehe: G. Jüttner, »Experimentum«, in *Lexikon des Mittelalters*, Bd. IV, München: Artemis, 1989, Sp. 184–185; G. Frey, »Experiment«, in Joachim Ritter, Hg., *Historisches Wörterbuch der Philosophie*, Darmstadt: Schwabe, Bd. 2, 1972, Sp. 868–870. (Siehe auch im Teil A. meines Aufsatzes, wo, bei den *Aphorismen* des Hippocrates, das griechische Wort ‚peira', d. h. Erfahrung, ins Lateinische als ‚experimentum' übersetzt worden ist.)

> Ob gleichwol scammonea purgirt, ist ein experiment; sophia heilt den bruch an beinen und rupturam, ist experimentum; saphyr heilt anthracem, ist ein experiment.[3]

Auf der obersten Stufe steht, was Paracelsus ‚Experientia cum scientia' oder ‚Experientia mit scientia' nennt.[4] Hier ist es wichtig, sich klarzumachen, was das Wort ‚scientia' bei Paracelsus bedeutet. ‚Scientia' befindet sich in den Dingen der Welt selbst, ist dasjenige, was diese Dinge (von Gott bzw. von der Natur gegeben) besitzen und was sie befähigt, zu vollbringen, was sie naturgemäß zu vollbringen imstande sind. ‚Scammonea' purgiert und purgiert in einer bestimmten Weise, weil sie die entsprechende ‚scientia' besitzt. Ein Birnbaum bringt Birnen hervor, Birnen mit einer bestimmten Form, mit bestimmtem Geschmack und Duft, in einer bestimmten Jahreszeit, weil er die entsprechende ‚scientia' besitzt.

> Ein birnbaum der da frucht tregt, der muß das selbig aus der scientia tun. nun ist im die scientia geben von got, also das er durch die scientiam blüe tregt, bletter macht und birn formirt. das ist nun ein große kunst, das in einem holz solche scientia sein sol. [...] das holz hat <das> von natur in im und in der natur ist es ein baum, ein solche scientia verborgen in ir.[5]

Erfahrung höherer Art, ‚experientia cum scientia', ist bei Paracelsus derjenige Prozess, wodurch der Arzt oder der Wissenschaftler nicht nur die natürlichen Dinge, sondern zugleich die ihnen innewohnende ‚scientia' in sich aufnimmt. Dann erkennt er nicht nur äußerliche Tatsachen oder Erscheinungen, sondern das Wesen der Dinge selbst. Lucien Braun hat

---

3 Paracelsus, *Labyrinthus medicorum errantium*, in Theophrast von Hohenheim, gen. Paracelsus, *Sämtliche Werke*, 1. Abt., hg. Karl Sudhoff. München: Barth, 1922–1933; Bd. XI, 190–191.

4 Dazwischen könnten eventuell noch andere Stufen liegen, aber Paracelsus ist diesbezüglich nicht so klar. Diese Unterscheidung bei Paracelsus erinnert, in mancher Hinsicht, an diejenige bei Aristoteles zwischen ‚empeiria' und ‚techne' (*Metaphysik*, A, 980a–982a). Damit ist nicht gesagt, dass Paracelsus dasselbe wie Aristoteles meint, obwohl die Argumentation des Paracelsus manchmal nicht unähnlich derjenigen des Aristoteles ist. Es sei noch darauf hingewiesen, wie oft Paracelsus das Wort ‚Kunst' als Äquivalent zum griechischen ‚techne' verwendet.

5 Paracelsus, *Labyrinthus medicorum errantium* (wie Anm. 3), hg. Sudhoff, XI, 191.

den Unterschied zwischen ,experimentum' und ,experientia' folgendermaßen umrissen: „Experimentum, im Gegensatz zu *experientia* (welche Begegnung mit der scientia ist), ist äußere Beobachtung, nicht inneres Aufleuchten, nicht intime Schau."[6] Und in den Worten des Paracelsus:

> Scientia ist in dem, in dem sie got geben hat, experientia ist ein kuntschaft von dem in dem scientia probirt wird. als der birnbaum der hat sein scientiam in ime und wir, die seine werk sehen, haben experientiam seiner scientia. also geben wir kuntschaft durch die experienz, das scientia perfecta im selbigen baum sei.[7]

Durch diese vertiefte, genauere Erfahrung komme man also im untersuchten Objekt zur Wahrnehmung von – beispielsweise – dessen Fähigkeit, Birnen zu erzeugen oder Krankheiten zu heilen. Er formuliert ganz knapp:

> Dan scientia ist die muter der experienz und on die scientia ist nichts da.[8]

und betont immer wieder den qualitativen Abstand zwischen Experiment und ,experientia cum scientia':

> Nicht das verstanden sol werden, das experimentum experientia sei, sonder das experientia sei, das aus der scientia gefunden, gelernet und geben wird.[9]

Derjenige, der einen höheren Erkenntnisstand durch ,experientia cum scientia' erworben hat, gelangt fast zu einem Status der Weisheit und kann zuverlässige Vorhersagen oder Regeln aussprechen, nicht aufgrund von statistischer Auswertung früherer Beobachtungen, sondern aus wirklicher Kenntnis der inneren Natur der Dinge:

> Ists, das einer sagt, du [tue es], ich habs oft versucht, iezt bekennents das experimentum ist; durch die versuchung darfst du im nit vertrauen. der aber hat experimentum mit der scientia, der darf in vertrauen,

---

6 Lucien Braun, *Studia Paracelsica.* Grundsätzliche Einführung in Hohenheims Gedankenwelt. Strasbourg: Association des Publications près les Universités de Strasbourg, 1983, 125.

7 Paracelsus (wie Anm. 3), XI, 192.

8 Paracelsus, XI, 190.

9 Paracelsus, XI, 193.

> der spricht alein, also tue ime, also wirts ergehen, also werden die frücht recht nach irer art wachsen.[10]

Demzufolge tadelt Paracelsus immer wieder diejenigen, welche ihre vermeintlichen Kenntnisse auf Experimente gründen (die ‚experimentatores'), und dadurch keine Kunst wirklich beherrschen würden, da sie nichts über „ursprung und grunt" der Krankheiten wüssten:

> Das nötigst schlagt ir in die vergessenheit, das ist die ursach der krankheiten. darumb ich euch experimentatores heiße, das sind die, so hin und her hostiatim die künst erbetlen, hin und her zusamen gezetlet, und sind aller arznei und irer experimenten selbs nicht gewiß. dan ursachen halben, welcher arzneiet einen morbum und weiß desselbigen morbi ursprung und grund nicht, der arzneiet auf gerat wol, wie eim experimetatori zustet.[11]

Oder:

> Darinnen merk, das solches nichts anderst ist dan ein versuchen auf ein geratwol; gerets so gerets, glückts so glückts. dieweil es dan ein versuchen ist, so ist es kein kunst.[12]

Ihr ärztliches Tun gleiche den Anstrengungen eines Fischers, der sein Netz nur auf gut Glück zum Fischfang auswirft:

> Sol es mir dan unbilich sein, das ich dir anzeig dein lappenwerk, und das dein modus medicandi nichts sol und falsch ist. und ist gleich als einer der da fischen will; darnach es sich glückt, darnach gibt es. auf solchen fischergrunt sezen ir arzt eueren modum practicandi und vermeinen, es sei kein besser auf erden nie gewesen.[13]

Im angeführten Zitat befindet sich der Fischer auf der unteren Stufe: Er beherrscht keine eigentliche Kunst, der ‚rechte Arzt' sollte aber auf einer viel höheren Stufe stehen. Anderswo stellt Paracelsus das Wissen und Können des ‚rechten Arztes' demjenigen des ‚Bauern' gegenüber, als Beispiel für einen unwissenden, einfältigen Menschen, der nur die

---

10 Paracelsus, XI, 192–193.

11 Paracelsus, *Von Blattern, Lähme etc.*, hg. Sudhoff, VI, 423.

12 Paracelsus, *Von der französischen Krankheit*, hg. Sudhoff, VII, 85.

13 Paracelsus, *Das Buch Paragranum*, hg. Sudhoff, VIII, 174.

Oberfläche, das Augenscheinliche wahrnimmt; diesem beschränkten Wissen entspreche dasjenige der galenischen Ärzte:

> Die alten scribenten sagen, der magnet zeucht eisen, stahel an sich. und ist war, es bedarf keines scribenten nicht, es sichts ein ietlicher baurenknecht. nun aber ist mein motif, obs alein genug an dem sei, das ein ietlicher baureknecht sicht, oder ob etwas mer do sei, das der baurenknecht nicht sicht? [...] nemlich sag ich aus der experienz, die dan alle ding probirt mit sampt seiner theorica, die aus der experienz fleußt, das magnes ein stein ist, in dem ein anziehende kraft ist gegen eisen und stahel offenlichen, wie am tag ist, zu dem ein anziehende kraft aller martialischen krankheiten, so im ganzen leib seind.[14]

Und:

> Und also laß dir das auch ein exempel sein, das du den menschen in den dreien [Sulphur, Mercurium und Sal] solt erkenen [...]. hastu sein gebein so hastu das peurisch, so du aber sein sulphur besonder, sein mercurium besonder, sein sal besonder hast, iezt weißtu, was das bein ist, und so es krank ligt, was im gebrist und anligt oder aus was ursach oder wie es leidet. also das eußer zusehen, ist dem pauren beschaffen, das inner zusehen, das ist das heimlich, das ist dem arzt beschaffen.[15]

Die begrenzte Erfahrung vermittelt die begrenzte Einsicht, dass der Magnet das Eisen anzieht, oder eine oberflächliche Kenntnis der Knochen und ihrer Anordnung. Mittels der Erfahrung höherer Stufe kann aber beispielsweise das wahre Wesen des Magneten erkannt werden und damit, bei welchen Krankheiten diese Kraft einsetzbar ist; oder inwiefern Sulphur, Mercurius und Sal als Prinzipien des Knochenbaus erkennbar sind und Aufschlüsse bei Knochenkrankheiten geben. Der ‚Bauer', der einfältige, uneingeweihte Mensch, kann nur das Äußerliche, Offensichtliche begreifen, der ‚rechte Arzt' aber, der zu einer höheren Stufe der Erfahrung fähig ist, auch das Heimliche, das Verborgene.

Der Unterschied zwischen begrenzten und höheren Stufen der Erfahrung wird wieder und wieder dargelegt:

> Scammonea purgirt, das tut er cum scientia, die in got geben hat, und was er purgiren sol und wie. so du nun der scammonea ir scientiam ablernest, also das in dir ist wie in der scammonea, so hastu experien-

---

14 Paracelsus, *Von den Natürlichen Dingen*, hg. Sudhoff, II, 50.

15 Paracelsus, *Opus Paramirum*, hg. Sudhoff, IX, 46.

> tiam cum scientia, und experimentum nit. so du aber der scammonea art und wesen nit weißt in allen eigenschaften, so hastu experimentum on scientia. alein das sie scheißen macht das weißtu iezt, hast von ir nichts mer dan als von einem wort, das du nicht weißt was ist. als du bist französisch und hörtest deutsch, du weißt wol <das> deutsch ist, aber nicht was es ist. und weiter merket von der experienz, das beweisen die augen, noch ist aber der verstant nit da, dan die augen zeigen experimentum an, aber nit experientiam; dan sie sehen experientiam nicht, welche also verstanden sol werden.[16]

Erfahrung erscheint hier als spontaner Prozess, vorausgesetzt, dass man die entsprechende ‚Sprache' kennt bzw. die Fähigkeit hat, dasjenige, was in seinem ‚Objekt' steckt, ‚abzulernen'. Wie Paracelsus hier seine Darstellung weiterführt, scheint die Sache sogar so zu sein, dass dieses ‚Ablernen' der ‚scientia', die in einem natürlichen Ding steckt, durch die gleichen Kräfte verwirklicht wird, welche die ‚scientia' in dasselbe Ding ‚imprimiert' hatten.

> Was got für ein scienz geben hat den vitriolatis, durch welche scientiam kranke gesunt werden, das also scientia vitriolata, durch die der vitriolum operirt, in euch selbst sei wie in vitriolo imaginative imprimirt. das ist impressio luminis naturae und sind die radii, so sie in dich imprimirn. […] also müssen die scientia der natur in dir sein als in der natur von der kraft impressionis ex lumine naturae, wo nicht so ledelest hin und her und weißt nichts gewiß als deines mauls geschwez.[17]

Auffallend ist, dass Paracelsus hinzufügt, dass die Augen keine große Rolle spielen, da diese nur äußerliche Erscheinungen (‚experimenta') erfassen können. Damit taucht ein Problem auf: Scheint es nicht, dass Paracelsus sich selbst widerspricht? Wir haben oben Aussagen von ihm gelesen, dass z. B. „die theorik der farben aus den augen genomen wird". Oder er fragt: „was schat das, das du lernest was dich deine augen lernent, was dich die experienz lernet? müssen nicht solche ding also gelernet werden durch die augen?" – wobei er unumwunden feststellt: „und die augen, die dan in der erfarenheit iren lust haben, dieselbigen seind deine professores". Ferner kann man sich fragen: Was für eine Erfahrung könnte dies sein, wenn sie nicht durch die Augen zustandekommt? Und wie könnte man Erfahrungen erwerben ohne die

16 Paracelsus, *Labyrinthus medicorum errantium*, hg. Sudhoff, XI, 191–192.
17 Paracelsus (wie Anm. 16), XI, 194–195.

Augen oder die anderen Sinnesorgane? Gibt es Erfahrungen außerhalb bzw. oberhalb der Sinnesorgane?

Meiner Meinung nach ist hier ein Ausweg nur möglich, wenn wir auch ‚Stufen' des Augensehens, ‚Stufen' der Augenfunktion, ‚Stufen' der Art und Weise, wie man mit den Augen sieht, annehmen. Das heißt, man kann einfach nur das Äußerliche, Oberflächliche sehen, nur das eben, was auch ein einfacher, ein uneingeweihter Mensch (ein ‚Bauer') zu sehen imstande ist – was demjenigen entspricht, was Paracelsus ‚Experiment' nennt; auf der anderen Seite könnte aber jemand etwas Höheres, also das eigentliche Wesen der Dinge, sehen. Das Gemeinsame, das alle diese ‚Formen' oder ‚Stufen' des Sehens, des Augensehens, haben, wäre, dass man dabei ganz klar wahrnimmt, was man wahrnimmt, dass dieses vor einem deutlich, ‚augenscheinlich' vor den Augen, steht. Diesen Sinn hat, glaube ich, die Tatsache, dass Paracelsus so oft und so eindringlich Ausdrücke benutzt, die es mit ‚Sehen', mit ‚Augen', mit ‚Augensehen', mit unmittelbarem Wahrnehmen usw. zu tun haben. Der einfache Mann, der ‚Bauer', kann ganz klar das Äußere der Dinge sehen, wahrnehmen. Auf der anderen Seite könnte der ‚rechte Arzt', der ‚Weise', der ‚Adept' ebenso klar, oder noch klarer, die verborgenen Tugenden, die Heilkräfte der Pflanzen, sehen, unmittelbar wahrnehmen.

Die andere Frage, die hier auftaucht, betrifft das «Wie»: In welcher Weise könnte dieses Ziel erreicht werden? Einen Hinweis in diese Richtung gibt Paracelsus etwa an folgender Stelle:

> Also muß scientia ein einfluß sein, dan sie ist verborgen in der natur, noch muß sie heraus: dan <was> in der natur verborgen, were uns nichts nüz, und wer das talentum verborgen, das nit sein sol, und nichts ist so heimlich das nicht offenbar werde. aus dem folgt nun, das magica in seinen dreien methodis dise heimlikeit offenbart, das ist die schul medicorum, philosophorum und astronomorum, auch anderer dergleichen.[18]

Die verborgenen Dinge und Sachverhalte, welche den gewöhnlichen Sinnesorganen nicht zugänglich sind, können mittels der ‚Magie' offenbar werden. Man sollte hier ‚Magie' vorläufig als eine höhere Kunst verstehen bzw. als die Fähigkeiten, welche man im Rahmen solch einer Kunst besitzt. Den Übergang zu den höheren Stufen der Erfahrung bzw. zum Beherrschen der Kunst der ‚Magie' vergleicht Paracelsus anderswo mit dem Erwachen aus dem Schlaf:

---

18 Paracelsus, XI, 192.

> So wir aber unserm vater glauben und halten, das er die weisheit sei, und das die selbig in uns sei, und das es éin weisheit sei und nichts darf, als alein erwecken vom schlaf, sollen wir es alein aufwecken. als zu gleich einer der da schlaft, der ist als tot, wiewol alles in im ligt, leben und weisheit. das aufwecken gibt ims alles, das offenbar wird. also in solchem schlaf werden wir geboren und darinnen wachsen wir auf, darinnen sollen wir aufgeweckt werden, so grünt aus uns die weisheit und kunst, als das felt vom somer und die berg nach dem winter.[19]

Es besteht also im Prinzip die Möglichkeit, sich auf höhere Stufen der Erfahrung zu versetzen[20] und dadurch Erkenntnisse von höherer Stufe zu erwerben. Dies hätten laut Paracelsus manche früheren Ärzte bis zu einem gewissen Grad erreicht:

> Also haben sie ein brauch wie ich gemelt hab im ersten buch, wie an uns die künst langen, das sie auch solche offenbarungen haben aber in der ganzen theorik nichts. und so alle wege ausgesucht werden in iren theoriken und canonischen practiken, so müssen sie am lezten darvon lassen und in allen iren büchern verzweiflen und zu den experimenten laufen, als sies heißen, welchs nit experiment sind sonder arcana nach ordnung der canonischen theorik und practik rechts natürlichs liechts. darumb aber das sie die nicht verstehen, darumb heißen sies experiment, und so sie fast wizig sind, heißen sies a forma specifica, das ist ein höfliche theorik.[21]

Diese Ärzte seien durch ‚Offenbarungen' zwar manchen Arkanen nähergekommen, hätten aber den eigentlichen Prozess nicht verstanden, hätten von ‚Experimenten' gesprochen und, wo es sich um Tugenden und Kräfte der Arkanen handelte, von ‚spezifischer Form' (‚a forma specifi-

---

19 Paracelsus, *De Fundamento Scientiarum Sapientiaeque*, hg. Sudhoff, XIII, 331.

20 Man beachte den ganz natürlichen Charakter des Prozesses, wodurch man in den Zustand der höheren Erfahrung versetzt wird. Auf diesen Punkt kommen wir später wieder zurück. Der Vergleich zum Erwachen erinnert weiter an das Höhlengleichnis Platos.

21 Paracelsus, *Von hinfallenden Siechtagen der Mutter*, hg. Sudhoff, VIII, 358–359.

ca')[22]. Anderswo berichtet Paracelsus, dass nach dem ‚Aufstieg' der ‚sophistischen Ärzte' diese Ansätze nicht weiter verfolgt worden seien und es zu einem Untergang der Medizin gekommen sei.[23]

Erfahrung und das Unsichtbare

Paracelsus macht bisweilen die angeblichen Kenntnisse der 'galenischen Ärzte' über Funktionen des menschlichen Organismus, über Krankheiten usw. geradezu lächerlich, weil sie von Dingen schrieben, die sie unmöglich sehen bzw. gesehen haben könnten. So im folgenden Zitat aus dem *Opus Paramirum*:

> Aber das alles unangesehen hat er [der Arzt] das liecht der natur außen gelassen, seiner fantasei glauben geben und die arznei dahin gebracht, als einer der durch ein mauren sehen wil was innerhalb ist; wie dasselbige möglich ist, also ist auch dis möglich. von dem zuschreiben hat es sein eigen buch, wie alle künste erfunden sind worden, nemlich nit durch solch speculiren sonder durch sichtige erfarenheit vor den augen. nicht aus erfarenheit der fantasei sonder aus dem liecht der natur. der der ein ding sicht, der hats erfaren; der es nicht sicht, der hats nicht erfaren. also bezeugen auch wir nichts anders als alein was wir sehen, und sonderlich in der arznei.[24]

Es ist offensichtlich, dass Paracelsus hier vom ‚Sehen im Licht der Natur' spricht und damit auf jene ‚höhere Art' des Sehens hinweist, auf ein Sehen, welches das Unsichtbare sieht oder wahrnimmt. Er fordert also vom Arzt, dass er als Wissen nur annimmt, was er sieht oder gesehen hat; damit aber sein Wissen einen wirklichen Wert hat, sollte er imstande sein, das Unsichtbare zu sehen oder das Unsichtbare zu erfahren. Mit anderen Worten: ‚Das Sehen des Unsichtbaren' ist nach Ansicht des Paracelsus die höhere Stufe des Sehens.

Er schreibt, dass dies mittels der Magie möglich sei. Man würde hier gerne etwas Konkreteres hören – die Art und Weise, die etwaigen ‚Methoden' des Vorgehens. Man kann zwar nicht erwarten, dass Paracelsus etwas den modernen Wahrnehmungstheorien Ähnliches darbietet.

---

22 Ein Ausdruck, im Rahmen der galenischen Medizin benutzt, um Arzneiwirkungen zu erklären, die nicht auf die sog. Grundqualitäten (warm, kalt usw.) zurückgeführt werden konnten.

23 Siehe: Paracelsus, *Die große Wundarznei*, hg. Sudhoff, X, 245–246.

24 Paracelsus, hg. Sudhoff, IX, 185.

Aber er macht verschiedentlich Andeutungen, die seine Vorstellungen einigermaßen verdeutlichen. Vielleicht sollte man bei ihm von verschiedenen ‚Motiven' sprechen, die – manchmal in Form von Anweisungen – in seinen Schriften immer wiederkehren. Ein solches Motiv (von dem bereits die Rede war)[25] könnte man das *Sehen durch den Makrokosmos* bzw. das *Sichtbarwerden durch den Makrokosmos* nennen.

> Also wissent auch von den krankheiten, das ir den himel und was in demselbigen beschlossen ist, erstlich sollent erkennen. dan derselbig zeiget euch sichtlich an alles, das euch im leib not ist zu wissen [...] auf das er [der Arzt] in im [im Himmel] in die schul gang und das unsichtig im leib sichtlich durch dasselbig macht und die verborgnen schmerzen der kranken augenscheinlich durch den himel sehe, dan sonst ist kein schulgang, hie an dem ort in die meisterschaft zugen, als durch die vier teil des umbkreis.[26]

Die Anweisung scheint auf den ersten Blick ganz einfach: „Da ihr das Innere des menschlichen Leibs (und was darin passiert) unmöglich sehen könnt, schaut auf den Himmel und ihr werdet all das klar sehen." Wer könnte aber das tatsächlich vollbringen? Von den Schwierigkeiten, auf die wir stoßen, wenn wir dieses ‚Sehen durch den Makrokosmos'[27] zu verstehen versuchen, war bereits im ersten Teil des Aufsatzes die Rede. Dort wurden auch seine Argumente dafür angeführt, dass dieses ‚Sehen durch den Makrokosmos' wichtig, ja unentbehrlich ist.

Nach den vorangehenden Ausführungen dürfte deutlich geworden sein, was Paracelsus bei diesem ‚Sichtbarwerden durch den Makrokosmos' eigentlich voraussetzt, dass nämlich der Makrokosmos durch eine Erfahrung höherer Stufe, ein Sehen höherer Stufe erkannt werden sollte. Wenn er davon spricht, dass der rechte Arzt etwas am Makrokosmos wahrnimmt, dann meint er nicht die Wahrnehmung von äußeren Formen, sondern von geistigen Kräften, Eigenschaften und Tugenden. Ein Arzt kann an meteorologischen Erscheinungen nur dann die Natur einer Krankheit ‚sehen', wenn er das Unsichtbare, Geistige hinter und in den sichtbaren meteorologischen Erscheinungen ‚sehen' kann. Wenn man z.B. den ‚acorus' (wohl: Kalmus, Acorus calamus) im Makrokos-

---

25 Siehe den ersten Teil meines Aufsatzes, *NAP*, Neue Folge 20 & 21 (2006/07), 76ff.

26 Paracelsus, *Von der französischen Krankheit*, hg. Sudhoff, VII, 294.

27 Was Paracelsus anderswo (siehe meinen ersten Teil, 78) ‚Umwenden der Erfahrung' nennt.

mos sieht und dann bei einem Menschen feststellt: „der morbus ist acorinus“[28], dann nimmt man in der Kalmuspflanze die ihr innewohnenden geistigen Entitäten und Kräfte wahr und erkennt zugleich im Patienten die gleichen geistigen Entitäten und Kräfte.[29] Es handelt sich darum, dass Paracelsus das Unsichtbare im Mikrokosmos, also eine höhere Wirklichkeit, mit den höheren, ebenso unsichtbaren Wirklichkeiten im Makrokosmos in Verbindung bringt, die durch die höheren Stufen der Erfahrung erkannt werden sollen.

Ein weiteres Motiv könnte das *Sichtbarwerden durch das Feuer* bzw. das *Sichtbarwerden durch die Augen des Feuers* genannt werden. Im *Opus Paramirum*, nachdem Paracelsus erklärt hat, dass „wir got sichtig, greiflich vor unsern augen gehabt haben, also das wir unsern seligmacher selbs gehört haben“, fährt er weiter fort:

> Noch vil mer die arznei sichtig vor uns stehet und sie sichtig und nit im traum entpfahen sollen, greiflich nit im schatten: das alles aber ist unsichtig fürgehalten worden zu sein von denen, so die augen des feuers nit gehabt haben, daraus dan der irsal entstanden ist, dorauf die unergrünte arznei gestelt ist. [...] so sol doch die arznei nit im glauben sten sonder in den augen. [...]
> So ist nun der grunt, das wir die drei substanzen erkennen und erfaren, das nicht aus unsern köpfen noch aus hören sagen sonder aus der erfarenheit der natur zerlegung und erfarung, solcher eigenschaft ergründung.[30]

Nach Paracelsus ist alles Wichtige im Prinzip sichtbar, d.h. unmittelbar wahrnehmbar. Also steht auch „die arznei sichtig [sichtbar] vor uns“. Um Kenntnisse im Bereich der Arzneikunst durch ‚Sehen‘ zu erwerben, muss man aber „die augen des feuers“ haben. – ‚Augen des Feuers‘? Was bedeutet das? Es ist naheliegend, dabei an den Prozess des Brennens zu denken, einen Prozess, der im Rahmen der Alchemie so wichtig ist, dessen Paracelsus sich überdies bedient, um die Anwesenheit der ‚drei Substanzen‘ zu demonstrieren:

---

28 Siehe Paracelsus, *Paragranum (erste zwei Bücher)*, hg. Sudhoff, VIII, 74–75.

29 Ähnliches gilt für den Fall, wo der Arzt erkannt (wahrgenommen) hat: „der [morbus] ist saturni“ (vgl. Anm. 28), d.h. diese Krankheit ist durch (spirituelle) Entitäten und Kräfte verursacht, welche dem Saturn entsprechen.

30 Paracelsus, *Opus Paramirum*, hg. Sudhoff, IX, 44–45.

> Nun die ding zuerfaren so nempt ein anfang vom holz. dasselbig ist ein leib; nun laß brinnen, so ist das do brint der sulphur, das da raucht der mercurius, das zu eschen wird sal. das brennen zerbricht dem bauren sein verstand, dem arzt aber gibt es sein anfang zu den arzneischen augen. […] von disen dreien ist weiter zumerken, das also alle ding die drei ding haben, und ob sie sich aber nit eröfneten in einer weis vor den augen, so eröfnets die kunst die solchs dahin bringet und sichtig macht.[31]

Man darf sich aber nicht vorstellen, Paracelsus wolle die Ärzte einfach dazu bringen, Experimente zu machen, welche die ‚Zusammensetzung' etwa des Holzes feststellen sollen. Dass man beim Brennen Flamme, Rauch und Asche sieht, reicht nicht aus, um die zentrale Rolle von Sulphur, Mercurius und Sal zu verstehen – oder zu akzeptieren. Und wenn jemand, der kein Adept ist, wenn ein ‚Bauer' darüber nachdenkt – Paracelsus macht es ganz klar – wird er verwirrt („zerbricht sein verstand"). Dagegen „gibt es" dem Arzt „sein anfang zu den arzneischen augen". Damit man also Wichtiges wahrnehmen kann, sollte man über die ‚Augen des Feuers' verfügen, d. h. das Phänomen des Brennens auf einer höheren Stufe anschauen können. Die ‚Augen des Feuers' sind daher in gewissem Sinn gleichbedeutend mit der Fähigkeit, durch Wahrnehmen dessen, was bei der Handhabung des Feuers bzw. bei der Bearbeitung verschiedener Materialien mithilfe des Feuers passiert, unmittelbar in das Wesen der Dinge vorzudringen.

Man könnte also sagen: Das Unsichtbare kann sichtbar werden, wenn jemand, der die ‚Augen des Feuers' hat, die ‚Prozesse des Feuers', d. h. die Prozesse im alchemischen Labor, beobachtet, erforscht. In dieser Hinsicht ist das ‚Sichtbarwerden durch die Augen des Feuers' dem ‚Sichtbarwerden durch den Makrokosmos' verwandt.

Des weiteren kann der Mensch mit seinem Inneren, seinen inneren Kräften und Funktionen, seinen Krankheiten mithilfe von Zeichen, den sogenannten Signaturen erkannt und sichtbar werden. Damit kommen wir zu einem weiteren Motiv, welches das *Sichtbarwerden* des Unsichtbaren *durch Zeichen* oder das *Sichtbarwerden durch Signaturen* genannt werden könnte. Paracelsus schreibt:

> Dan also speculiren die bachanten durch ein mauren hinein und sehent das verborgen und das nicht zu sehen ist; wer wolt das nicht für narre-

31 Paracelsus IX, 46.

> rei halten? bedenken, wie groß und wie so edel der mensch geschaffen sei und wie so groß sein anatomei begriffen wird, und das nicht möglich ist sein anatomei des leibs und der tugenden zu speculiren in keinem kopf noch vernunft, sonder von dem eußern muß der grunt gehn; als dan so ist sichtbar und offenbar, was in im ist. dan wie es außen ist, also ist es in im auch, und was außen nit ist, das ist in im auch nit. und *ein* ding ist, das eußer und das inner, *ein* constellation, *ein* influenz, *ein* concordanz, *ein* zeit, *ein* erz, *ein* tereniabin, *ein* frucht.[32]

Das Innere des (lebenden) Menschen kann man unmöglich sehen – und wer behauptet, im Inneren etwas zu sehen (Säfte usw.), ist nur ein ‚bachant' oder ein Narr, der sich einbildet, hinter einer Mauer etwas gesehen zu haben. Doch das Äußere hat man offen vor sich und durch das Äußere wird das Innere sichtbar. Denn es gibt Korrespondenzen und Entsprechungen zwischen dem Inneren und dem Äußeren, beide sind „*ein* ding". Auch Krankheiten können durch äußere Zeichen erkannt werden. Denn diese äußeren Zeichen sind die ‚Früchte' der Krankheit. Wie man durch seine Früchte den Baum erkennt, so auch eine Krankheit durch die äußeren Zeichen:

> Aber was das schwinen sei, eußerlich zu erkennen, durch die augen kunst, dan ein andere erkantnus ist der innerlichen, vilen verborgen. die eußerlich aber, dem kranken und allen seinen umbwonenden bekantlich, welchs eußerlich anzeigen das nötigest auch einen ietlichen arzet anzunemen. dan die eußern zeigen an, was inwendig zu suchen ist, und heißen die frücht der krankheiten, dorbei der stamen und wurzen erkent wird, was do für ein boum ist.[33]

Solche Zeichen gibt es nicht nur beim Menschen und seinen Krankheiten:

> Die natur zeichnet ein ietlichs gewechs so von ir ausget zu dem, darzu es gut ist. darumb wan man erfaren wil, was die natur gezeichnet hat, so sol mans an dem zeichen erkennen, was tugent im selbigen sind. wan das sol ein ieglicher arzt wissen, das alle kreft, so in den natürlichen dingen sind, durch die zeichen erkant werden, daraus dan folgt, das die physionomei und chiromancei der natürlichen dingen zum höchsten sollent durch ein ietlichen arzt verstanden werden. [...] und nichts ist so heimlichs im menschen, das nit ein auswendig zeichen an

32 Paracelsus, *Das Buch Paragranum*, hg. Sudhoff, VIII, 179–180.

33 Paracelsus, *Elf Traktat*, hg. Sudhoff, I, 32.

> im hat. […] der do wil beschreiben die natürlichen ding, der muß die zeichen fürnemen und aus den zeichen das selbig erkennen. dan wie wir den menschen erkennen aus seinen früchten, also werden wir die kreuter auch erkennen in iren früchten, so wirs nach den zeichen erfaren haben […] so nun in grunt sol gangen werden, so muß magica scientia der anfang sein und der grunt zum lernen. sol ein arzt reden und dem kranken sagen, das kraut ist also in seiner natur, und weißt magicam scientiam nit, so sagt er nerrisch. […] dan ir möchten sprechen, wer kan in das kraut sehen was in im ist? nein, alein sich sein zeichen an, so sichst dus alles, was in im ist.[34]

Hier kommt die ‚Theorie der Signaturen' bzw. ‚Theorie der Zeichen' oder ‚Theorie vom Signum Signatum' ins Blickfeld. Jedes Gewächs hat Zeichen (Signaturen, Signa Signata), an denen man die ihm innewohnenden Tugenden und (Heil-)Kräfte erkennen kann, insbesondere, welche Krankheiten es zu heilen imstande ist. Es gibt vielfältige Zeichen: rote Flecken (‚Blutstropfen'), Form und Gestalt, ‚gustus' usw. Es darf aber keineswegs angenommen werden, dass eine einfache, ‚empiri(sti)sche', auch vom ‚Bauer' unmittelbar erkennbare Korrespondenz zwischen Zeichen und inneren Tugenden und Kräften existiert. Etwa dass jede Pflanze mit roten Flecken gut für das Blut ist oder jede Pflanze mit herzförmigen Blättern gut fürs Herz usw. Es gilt zwar, nach Paracelsus, dass nichts „so heimlichs im menschen, das nit ein auswendig zeichen an im hat" sei, und das Entsprechende gilt für jedes Gewächs, aber es wird ebenso nachdrücklich darauf hingewiesen, dass „die physionomei und chiromancei der natürlichen dingen zum höchsten sollent durch ein ietlichen arzt verstanden werden" und dass die „magica scientia" muss „der anfang sein und der grunt zum lernen." Möchte der Arzt dem Kranken die Natur und Tugenden eines Krauts erklären „und weißt magicam scientiam nit, so sagt er nerrisch."

In einer der reifsten paracelsischen Schriften, der *Astronomia magna*, wird erläutert, dass der Adept (der ‚signator') derjenige sei, der aus dem ‚signato' die Tugenden und Kräfte der Kräuter (und anderer natürlicher Dinge) erkenne – und wer die (Kunst) ‚signata' nicht kenne, der tauge weder zum Arzt noch zum medizinischen Autor.

> Der signator mag durch das signatum erkennen die tugent im selbigen corpus, es sei in kreutern, beumen, entpfintlichen oder unentpfintlichen. dan also haben die signatores vil medicamina, remedia und an-

34 Paracelsus, *Von den Natürlichen Dingen*, hg. Sudhoff, II, 86–87.

> dere vires in natürlichen dingen gefunden, und wer nicht aus der signatur die kraft der kreuter schreibet, der weiß nicht was er schreibt. er schreibet gleich als ein blinder, der weiß nit, was er schreibt. [...]
> Wir menschen auf erden erfaren alles das, so in bergen ligt durch die eußern zeichen und gleichnus, auch dergleichen alle eigenschaft in kreutern und alles das das in den steinen ist. und nichts ist in der tiefe des mers, in der höhe des firmaments, der mensch mag es erkennen. kein berg, kein fels ist so dick nicht, das er das möge verhalten und verbergen das in im ist und dem menschen nicht offenbar werde; das alles komt durch sein signatum signum. [...] also mag nichts im menschen sein, das nicht außerhalb von im bezeichnet werde, durch welchs der mensch erkennen mag, was in dem selbigen sei, der das signum signatum tregt.[35]

Für denjenigen also, der diese Fähigkeiten besitzt und seine Kunst beherrscht, kann nichts verborgen bleiben, weder die Tugenden, die im Menschen oder den Kräutern verborgen liegen, noch sonst etwas, läge es auch tief in der Erde, unter Felsen, in den Bergen, in der Tiefe des Meeres usw.

Andernorts zählt Paracelsus die *Künste* auf, mittels derer das Unsichtbare sichtbar gemacht werden kann – und das könnte ein weiteres Motiv darstellen. Diese Künste kommen gleichsam direkt vom Gott:

> Nun aber wer hat dem arzt gesagt, das plantago stell das menstruum, dieweil ers nit sicht in im? wer hat ins heißen brauchen? allein der schöpfer, derselbig hat dem arzt also sein ler gegeben, das er lernt und weißt nicht von wem und lernt doch aus kraft der andern schöpfung, die ist des liechts der natur. nun ligts weiter, wie solchs offenbar werd und bekentlich, nemlich in den weg. siben weg seind, dardurch wir kunstreich werden.[36]

Wenn Paracelsus von niederen und höheren Arten des Sehens spricht, erwähnt er oft gleichzeitig die Augen, die sehen und sehen sollten.[37] Eine Frage, die hier auftaucht, ist folgende: Könnte man von ‚Augen höherer Ordnung' sprechen? Und, wenn ja: Worin unterscheiden sich diese wesensmäßig von den gewöhnlichen Augen? Eine Antwort gibt Para-

---

35 Paracelsus, *Astronomia magna*, hg. Sudhoff, XII, 173–175.

36 Paracelsus, *Von den hinfallenden Siechtagen (De caducis)*. Erste Ausarbeitung, hg. Sudhoff, VIII, 292. Für eine Aufzählung und Beschreibung dieser Künste, siehe am selben Ort, 292–293.

37 Vgl. z. B. oben die Ausführungen zu den ‚Augen des Feuers'.

celsus im Rahmen eines weitern Motivs, welches ich als das Sichtbarwerden *durch den siderischen Leib* bezeichnen möchte:

> Sol nun die erznei einen gewissen grunt haben, der nicht aus dem kopf gehet in ertichtung, sonder er sol gehen durch ein warhaftigs anzeigen und leren, so sollent ir anfenglich wissen, das die krankheiten verborgen seind, auch die erznei. und nichts ist under denen zweien, das durch den irdischen muß getan noch erfunden werden, sonder es muß durch den sidereum corpus beschehen, das derselbig sicht in die natur wie die sonn durch ein glas. nun ist iezt weiter zu wissen, in was weg die verborgen ding gefunden werden, die dem irdischen leib nit sichtbar sind. so folgt nun auf das, das die ding alle durch magicam offenbar werden und durch ir species, als durch gaballiam und gabalisticam etc. diselben sind, die da offenbaren alle heimlikeit in verborgner natur und ist von nöten und bilich, das ein arzt in derselbigen underricht und bekant sei.[38]

Es ist also nicht der irdische Leib, den wir üblicherweise einfach ‚Leib‘ nennen, den wir mit unseren Sinnesorganen wahrnehmen, es ist nicht dessen Auge, welches das Verborgene, Unsichtbare sieht, sondern es ist der ‚siderische Leib‘, das ‚siderische Auge‘. Dieses sieht in die Natur „wie die sonn durch ein glas“ und nimmt das Verborgene, das Unsichtbare wahr. In seiner *Astronomia magna* stellt Paracelsus ausführlich seine Anschauung von den zwei Leibern des Menschen dar:

> Nun aber auf solches merkent, das der mensch zwen leib hat, wie oben gemelt; nun folgt aus dem, das lumen naturae alein influirt und operirt in dem unsichtbaren leib; dan von dem unsichtbaren kompt es und ist auch an im selbs unsichtbar. aber der unsichtbar leib hat ein sichtbaren, im selbigen ligt iezt das werk. also ist in dem unsichtbaren die kunst, in dem sichtbaren das instrument, das die kunst des unsichtbaren offenbar machet. also folgt nun, das der mensch alein im unsichtbaren sein weisheit, sein kunst hat vom liecht der natur.[39]

Der siderische[40], unsichtbare Leib[41] ist derjenige, worin die ‚Künste‘ und die ‚Weisheit‘ ihren Sitz haben. Auf der anderen Seite, wie es sich aus

---

38 Paracelsus, *Labyrinthus medicorum errantium*, hg. Sudhoff, XI, 204.

39 Paracelsus, *Astronomia magna*, hg. Sudhoff, XII, 53.

40 Der Name kommt vom lateinischen ‚sidus‘ = Stern, Gestirn (deswegen auch ‚Astralleib‘ genannt). Es wird allgemein angenommen, dass der siderische Leib in einem gewissen Sinne von den Sternen (bzw. den Sternensphären)

dem vorletzten Zitat ergibt: Derjenige, der in eine Kunst, etwa in die Magie, eingeweiht ist, kann durch seinen siderischen Leib, durch seine siderischen Augen wahrnehmen. Dabei ist der sichtbare Leib ein Instrument des siderischen, womit die Künste auf der irdischen Ebene ‚ausgeführt' werden. Im siderischen Leib ‚operiert' das Licht der Natur. Das siderische Auge korrespondiert mit dem Auge des Lichts der Natur und kann so durchdringend sehen wie dieses:

> Das selbig aug der natur ist so scharpf, das sich kein kraft in der natur verbergen kan, das die natur nicht finden sol. dan wie sich kein mensch verbergen kan vor got, also vor der natur auch nichts. also hat got ein ordnung gemacht, das durch ein solches aug ein ietlichs verborgen ding sich selbs offenbar machet.[42]

Damit wird verständlicher, was Paracelsus so oft wiederholt, dass es nämlich nichts Verborgenes in der Natur gibt.[43]

---

herrührt und besondere Beziehungen zu diesen Sphären aufweist – oder, wie Müller-Jahncke es ausdrückt, der siderische Leib enthält „die Einbringung des *äußeren Firmaments* in den Menschen" (siehe: Wolf-Dieter Müller-Jahncke, *Astrologisch-magische Theorie und Praxis in der Heilkunde der frühen Neuzeit*, Stuttgart: Steiner, 1985, 70).

41 Für den siderischen Leib bei Paracelsus siehe weiter: Paracelsus, *Astronomia magna*, Lib. I, cap. 3, hg. Sudhoff, XII, 51–75; auch Walter Pagel, *Das medizinische Weltbild des Paracelsus. Seine Zusammenhänge mit Neuplatonismus und Gnosis*, Wiesbaden: Steiner, 1962, 54–62.

42 Paracelsus (wie Anm. 41), 152.

43 Eine ähnliche Einstellung wird im folgenden Zitat aus den Schriften des Joachim Tanckius (1557–1609) ersichtlich – und sehr schön und klar beschrieben: Joachim Tanckius, *Promptuarium Alchemiae*, Leipzig 1610 (Nachdruck Graz: ADV, 1976), Bd. I, (3)viiv – (4)iiir: „Diese Kunst vnd Philosophey sihet nicht allein an / was eusserlich durch die fünff Sinnen kan erforschet werden [...] Als wenn ein Schuster das Leder also richtet/ daß ein Schuch oder Stieffel daraus wird / so hat er das seine vollbracht.
Sondern die ware Alchimey vnd Philosophey/ so auch die wahre Medicin begreifft/ wil geistliche Augen haben/ die in die Natur hinein sehen können/ vnd nicht allein das Irrdische beschawen/ sondern was in einem jeden dinge Geistlich vnnd verborgen ist. Solche vortreffliche Philosophi seyn gewesen Hermes, Democritus, Pythagoras vnd Plato, so mit Himmlischen oder Englischen Augen gesehen/ daß die Natur allen dingen eine verborgene vnd geistliche gewalt/ Samen/ krafft eingepflantzet vnd eingegossen [...] Da ist dann der Vers des Poeten erstlich wahr: Felix qui potuit (veras) rerum cognoscere causas."

Es muss betont werden, dass für Paracelsus der siderische Leib kein Abstraktum ist, keine Metapher, keine Umschreibung für mangelhaft verstandene Funktionen. Es ist ganz konkret gemeint, als etwas ganz Reales, aber von anderer Beschaffenheit (auf einer höheren Stufe stehend) als der sichtbare Leib. Aber nicht nur der Mensch hat einen solchen unsichtbaren Leib, sondern auch die natürlichen Dinge, wie die Pflanzen usw.

> Die element haben ein form und ein leib, der hat ein gestalt nach dem und es ist; nun der siderisch hat auch ein form und ein leib auf das gestalt das es dan ist. nun sind beide corpora bei einander in éin vermischt, den elementischen den sicht man, den siderischen den sicht man nicht. dan das elementisch corpus ist zu grob und zu dick das man dardurch nit sehen kan. nun aber iezt auf das folgt, so die zwen corpora mögen gescheiden werden, also das eins gesehen werd für sich selbs, unbefinstert und verdekt mit dem andern, so sihet man iezt wie ein iegliches corpus stehet. zu eim mererm verstant so merkent: ein golt das in einer finstnus ligt das sicht niemants, ligts in der erden vergraben, aber sichts niemants. nun aber ist da die kunst adepta, das die nacht, die finsternus, die erden etc genomen werde und als dan das selbig heiter und klar gesehen, wie es an im selbs ist.
> [...] ein baum der da im felt stêt, der hat zwo form, ein elementisch und ein siderisch; die elementisch sicht man, aber die siderische sicht man nicht. nun ist der siderisch das golt, der elementisch ist die nacht, die finsternus, die erden die das bedekt das in ir ist. so nun dise finsternus, die erden, die nacht genomen wird, das ist das elementisch corpus, welchs das holz ist, als dan so sicht man den siderischen leib lauter und klar.[44]

Bei allem, was bisher angeführt wurde, spielt noch ein weiteres Motiv mit: dass das Unsichtbare überaus wichtig ist. Wo von den höheren Stufen der Erfahrung die Rede ist, geht es eigentlich immer darum, dass dadurch das Unsichtbare sichtbar wird.

44 Paracelsus (wie Anm. 41), XII, 201–202. Das Erkennen des Unsichtbaren in den natürlichen Dingen setzt also einen Prozess voraus, der ein Trennungsprozess ist. Wenn wir daran denken, dass Alchemie die Trennungskunst par excellence ist, können wir nicht ohne Grund annehmen, dass die ‚Künste', welche uns nach Ansicht des Paracelsus befähigen, das Unsichtbare sichtbar zu machen (‚magica', ‚gaballia', ‚gabalistica' usw.), der Alchemie verwandt sind.

> Das ist die recht erfarenheit nach philosophischer und astronomischer art, alle ding in irer unsichtikeit zu erkennen.[45]

Das Licht der Natur ist deshalb so wichtig, weil es Unsichtbares für uns sichtbar macht:

> Wir menschen auf erden, was haben wir on das liecht der natur in der erkantnus aller natürlichen dingen? aus welchem liecht der natur ich weiter fürfar, das sich von sichtbarn streckt in das unsichtbar und gleich so wunderbarlich im selben als im sichtbarn. und das ich aber behalt das liecht der natur, so ist das unsichtbare sichtbar. [...] dan also streicht got seine magnalia herfür und die schule des liechts der natur, das wir nit alein uns die augen sollen lassen ersettigen sonder uns verwundern und nachforschen den natürlichen dingen, so der augen gesicht nicht begreift und doch so deutlich vor inen stehet als ein seulen die vor dem blinden stehet. [...] der mond ist ein liecht aber die farben gibt er nicht zu erkennen, aber so die sonn aufsteiget so werden alle farben underscheiden zu sehen. also ist auch die natur ein liecht das uber das liecht der sonnen scheint, und wie der mond gegen der sonnen scheint so scheint das liecht der natur uber alle gesicht und kreft der augen. im selbigen liecht werden die unsichtbaren ding sichtbar.[46]

Im Licht der Natur kann man Dinge sehen, „so der augen[47] gesicht nicht begreift und doch so deutlich vor inen stehet als ein seulen die vor dem blinden stehet" – oder wie man Farben im Mondlicht nicht erkennt, wohl aber im Sonnenlicht. Dieses Licht ist „uber das liecht der sonnen", denn „im selbigen liecht werden die unsichtbaren ding sichtbar." Welch große Bedeutung Paracelsus der Wahrnehmung des Unsichtbaren beimisst, unterstreicht das folgende Zitat:

> So nun aus der natur der arzt wachsen sol, was ist die natur anders dan die philosophei, was ist die philosophei anders dan die unsichtige natur? [...] das ist nun die philosophei, das sie im menschen wie außerhalben ungreiflich stande, wie einer der sich selbs im spiegel sicht. wie also einer sich selbs bedeutlich von puncten zu puncten ersehen mag, also sol der arzt den menschen bedeutlich in wissen tragen, genomen aus dem spiegel der vier elementen, [...] und es sei denn sach,

45 Paracelsus, *Von den Podagrischen Krankheiten*, hg. Sudhoff, I, 355.

46 Paracelsus, *De causis morborum invisibilium*, hg. Sudhoff, IX, 252–253.

47 Hier meint Paracelsus die ‚irdischen Augen'.

> das ein arzt ein menschen also lauter durchsehe, als durchzusehen ist ein distillirter tau, in dem sich kein fünklin verbergen mag, das nit gesehen werd. und also durchsichtig sol er hinein sehen als durch einen quellenden brunnen, wie viel stein und sandkörner, mit was farben, formen etc sie sind, also offenbar sollen im sein die glider im menschen auch. dieselbigen glider sol er also durchsichtig haben, als der auspolirte cristallen, in dem sich ein herlin nicht möcht verbergen. das ist die philosophei auf die der grund der arznei gesezt ist.[48]

Philosophie (d.h. hier: Naturphilosophie bzw. Philosophie der Natur) wird der unsichtbaren Natur (bzw. der Erkenntnis der unsichtbaren Natur) gleichgesetzt.[49] Den überaus schönen Gleichnissen, die Paracelsus hier für das Sehen des Unsichtbaren benutzt (Sehen im Spiegel, in einem Tropfen destillierten Taues, in einem glattpolierten Kristall usw.) möchte ich nichts hinzufügen.

Wenn der Arzt solche Fähigkeiten erworben hat, dann scheint seine Aufgabe eine gar leichte zu sein.[50] In seinen *Deutschen Kommentaren zu den Aphorismen des Hippokrates* und während er das berühmte hippokratische Diktum, die Kunst sei lang („ars longa"), kommentiert, erklärt Paracelsus unverblümt, dass die ärztliche Kunst eigentlich kurz sein sollte („ars brevis").[51] In den Worten von Lucien Braun:

> Lang ist das Herumtappen, das Wähnen, das blinde Suchen. Solch Suchen ist endlos, weil falsch unternommen. Der Arzt soll nicht suchen, sondern *sehen.* [...] Kunst ist schnell, und der echte Arzt *sieht* die Krankheit, genau so wie der Geometer den Kreis sieht.[52]

---

48 Paracelsus, *Paragranum,* Vorrede und erste zwei Bücher, hg. Sudhoff, VIII, 71.

49 Man vergleiche dazu das Diktum von Schelling: „Die Natur soll der sichtbare Geist, der Geist die unsichtbare Natur sein." Siehe: Manfred Schröter, Hg., *Schellings Werke*, München: Beck'sche Verlagsbuchhandlung, 1927, Bd. I, 706.

50 Das erinnert an die glückliche Lage, in der sich ein Alchemist nach der traditionellen Vorstellung auf dem Höhepunkt seines Strebens befinden könnte: Hätte er den Stein der Weisen präpariert, könnte er ganz leicht und sicher unedle Metalle in Gold verwandeln.

51 Siehe Paracelsus, hg. Sudhoff, IV, 494–495.

52 Braun (wie Anm. 6), 72.

Durch das Beherrschen einer solchen Kunst kann der Arzt einiges vollbringen, was im ersten Teil des Aufsatzes als fast undurchführbar erscheinen musste, z. B. das, was ich ‚zwei Riesenschritte' genannt habe.[53] Oder es kann das gelingen, was Paracelsus das ‚Umwenden' der Erfahrung nennt.[54]

Stufen der Erfahrung und Stufen der Erkenntnisfähigkeit

In der Geschichte der abendländischen Philosophie und Wissenschaft wird der seelische (bzw. psychische) Bereich – besonders auch in Bezug auf seine Erkenntnisfähigkeit – nicht als ‚homogen' betrachtet: Er ist nicht eine einheitliche ‚res cogitans'. Im Gegenteil werden verschiedene seelische ‚Instanzen' (bzw. seelische ‚Fakultäten') angegeben, die irgendwie hierarchisch angeordnet sind. Eine nahezu klassische Unterscheidung ist diejenige zwischen *ratio* und *intellectus* (bzw. *mens*). Ein modernes Werk der Philosophie und Wissenschaftstheorie beschreibt diese Unterscheidung in folgender Weise:

> Im Mittelalter wird ratio dem Intellektus gegenübergestellt und damit die Unterscheidung von Verstand und Vernunft vorgezeichnet.[55] Während dem Intellekt eine unmittelbare Erkenntnis der Wahrheit zugeschrieben wird, ist die ratio darauf angewiesen, sich die Wahrheit –

53 D.h. „Erstens muss man (wie?) eine Gewissheit über diese Entsprechungen zwischen Makrokosmos und Mikrokosmos erwerben – und zwar nicht nur als eine allgemeine Tatsache, sondern ganz konkret und bis in alle Einzelheiten hinein. […] Und wenn man einen Sachverhalt im Makrokosmos feststellt, muss man, zweitens, imstande sein, zum entsprechenden Sachverhalt im Mikrokosmos überzugehen." Siehe auch den ersten Teil des Aufsatzes, 80.

54 Paracelsus, *Paragranum,* Vorrede und erste zwei Bücher, hg. Sudhoff, VIII, 86. Siehe auch den ersten Teil des Aufsatzes, 81.

55 Die Termini ‚Verstand' und ‚Vernunft' werden in diesem Zitat so gebraucht, wie es seit der Aufklärung und seit Kant üblich geworden ist. Bei früheren Autoren (bei Meister Eckart, Luther, auch bei der deutschen Übersetzung der Schriften Van Helmonts – siehe weiter unten) war es umgekehrt: ‚Vernunft' entspricht der *ratio*, ‚Verstand' dem *intellectus.* Siehe: Arnim Regenbogen, Uwe Meyers, Hgg., *Wörterbuch der philosophischen Begriffe*, Hamburg: Meiner, 704–706.

ausgehend von der sinnlichen Wahrnehmumg oder von für wahr vorausgesetzten Prämissen – zu erschließen.[56]

Die Unterscheidung zwischen niederen und höheren Stufen der Erkenntnisfähigkeit wird bei vielen Autoren des 16. und 17. Jahrhunderts bedacht und hervorgehoben, besonders bei solchen, die der gleichen geistigen Strömung wie Paracelsus angehören. Besonders klar (und oft in einem polemischen Ton ausgedrückt) ist diese Unterschiedung bei Van Helmont (1579–1644):

> Ins gemein hält man zwar darfür/ die Vernufft[57] [ratio] sey das Leben der Seelen/ oder das Leben unseres Lebens. Ich aber glaube/ daß GOtt der Allmächtige allein der Weg/ die Warheit/ das Leben und das Liecht der Lebendigen und aller anderen Dinge sey: Und ist demnach solches nicht die Vernunfft. Und daß dannenhero unser Gemüth solle

56 Jürgen Mittelstraß, Hg., *Enzyklopädie Philosophie und Wissenschaftstheorie*, Metzler, 1995, Bd. 3, 462. Ähnlich im *Historischen Wörterbuch der Philosophie*, Bd. 8, hg. Joachim Ritter und Karlfried Gründer, Basel: Schwabe, 1992, Sp. 39: „Die Vorgehensweise der ratio ist (nach THOMAS V. AQUIN) die Abstraktion und so kann auch der von der Materie abstrahierte Begriff <ratio> genannt werden. Der Intellekt ist dagegen das Vermögen, das ‚sofort' im Besitz der ersten Prinzipien ist. Er ist Ausgangs- und Zielpunkt der Tätigkeit der ratio, die als „processus", „inquisitio", „collatio" beschrieben wird. […] Bei NIKOLAUS V. KUES wird der Unterschied von „ratio" und „intellectus" zu einem Kernstück seiner Lehre von der Überwindung der diskursiv-rationalen Metaphysik. Die „ratio" ist die höhere Einheit gegenüber dem „sensus", wie der „intellectus" die höhere Einheit und die „praecisio" der „ratio" ist. Sie ist die Fähigkeit zu unterscheiden, zu vergleichen, zu zählen und zu benennen", und im *Lexikon des Mittelalters*, hg. Robert-Henri Bautier et al. München: Artemis-Lexma, 1991, Bd. 7, Sp. 459: „Nikolaus v. Kues bevorzugt die Einteilung: sensus, imaginatio, ratio, intellectus. […] Der Satz vom ausgeschlossenen Widerspruch gilt nur für die ratio; für den intellectus gilt die coincidentia oppositorum. […] Nach Thomas v. Aquin sind ratio und intellectus Bezeichnungen verschiedenartiger Akte: Kennzeichnend für die ratio sind inquistio und discursus, Zusammensetzen und Trennen im Urteil. […] Thomas übernimmt die Metapher des Isaac Israeli: ‚ratio oritur in umbra intelligentiae'."

57 Bei der deutschen Übersetzung der Schriften Van Helmonts durch Knorr von Rosenroth entspricht ‚Vernunft' der lateinischen ‚*ratio*', ‚Verstand' dem lateinischen ‚*mens*' bzw. ‚*intellectus*', vgl. Anm. 55.

> etwas verständiges seyn/ und nicht etwas vernünfftiges/ wenn es dem Bilde Gottes am nächsten will ähnlich seyn.[58]

Und weiter, indem er seinen eigenen ‚Weg der Erkenntnis' beschreibt:

> Endlich erkannte mein Gemüthe durch den Glauben / daß die Warheit nur eine Gestalt und Wesen hat; und daß ein jeder Verstand [mens] allezeit nur mit Dingen zu thun habe die wahr sind. Und beschloß demnach mein Gemüthe in solcher Wahl / den Verstand der Vernunfft vorzuziehen.[59]

Und weiter noch:

> Und endlich auch [schloß ich]; daß die Erkänntnissen und Wissenschafften der Warheit/ der Dinge selbst/ und der vorgängigen Sätze/ gantz nicht von der Vernunfft/ sondern von einem weit andern Ursprunge herkommen/ nemlich von dem Verstandes-Liechte der Leuchte (oder der Seele.) Und merkte ich demnach so balden/ daß die Folgereyen (Discursus) der Vernunfft diese edle Handlung des Verstehens/ darinnen die uns eingepflantzte Wissenschafften und Erkänntnissen der vorgängigen Sätze erkannt werden/ gantz verkleinere/ überschatte/ verhindere und erstöcke. Ja ich lernte je länger je mehr/ daß die Vernunfft weit von dem Liecht der Warheit sey/ ja ferner gar ausser demselben; weil sie ein gewisses Liecht/ nicht anders als die Fleder-Mäuse/ nicht vertragen kan/ und sich behelffen muß mit ihrem geborgten Glantz/ der kaum einem Johannes-Würmlein gleicht.[60]

Angesichts der Tatsache, dass die Unterscheidung zwischen Intellekt und Ratio[61] wenigstens für die Jahrhunderte vor und nach Paracelsus einen nahezu überzeitlichen Charakter hat, liegt es nahe, die höhere Erfahrung des Paracelsus mit dem Intellekt[62] in Verbindung zu setzen.[63] Wenn je-

58 Johann Baptist Van Helmont, *Aufgang der Artzney-Kunst*, übers., hg. Christian Knorr von Rosenroth, Sultzbach, 1683 (Nachdruck München 1971), Bd. I, 18.

59 Van Helmont (wie Anm. 58), 19.

60 Van Helmont (wie Anm. 58), 21.

61 In Bezug auch auf die Zweideutigkeit der Termini ‚Vernunft' und ‚Verstand' (siehe Anm. 55) werde ich im folgenden den Terminus ‚Intellekt' für die höhere, den Terminus ‚Ratio' für die untere Instanz benutzen.

62 Lucien Braun möchte den Terminus von ‚intus-legere' (= hineinlesen) ableiten lassen: „Es heißt sozusagen *in den* Seienden – wie auch *im* Menschen – selbst zu lesen (*intus-legere* ist wahre Intelligenz). Auf diese Weise wer-

mand sich auf der Stufe des ‚bäurischen' Wissens befindet, wenn er sich nur auf ‚Experimente' stützt, bzw. ein Wissen besitzt, zu dem er nur durch logische Bearbeitung der Ergebnisse seiner Experimente gekommen ist, dann könnte man sagen, dieser habe seine Kenntnisse durch seine Ratio erworben. Wenn jemand dagegen sich auf der Stufe der ‚experientia cum scientia' befindet, sich also Erkenntnisse im ‚Lichte der Natur'[64] erworben, mit den Augen des siderischen Leibes etwas ‚durchschaut' hat, dann könnte man sagen, er habe das durch seinen Intellekt erkannt.[65] Hier würde auch verständlich, wie man Theorie in einer direkten Weise erwerben könnte.[66]

Paracelsus verwendet oft die Termini ‚Vernunft', ‚Verstand', auch ‚Weisheit', ohne je eine klare Definition zu geben. In manchen Stellen scheint es, dass auch bei ihm Verstand ‚höher' als Vernunft steht. Der ‚Rangunterschied' zwischen Venunft und Verstand scheint im folgenden ausgedrückt zu sein:

> So merkent nun, welches die eingegoßnen seind. als zum ersten die sel, dieselbig tregt ewiglich der menschen burden oder freud. zum sel-

---

den Mensch, Tier, Pflanze und Stein aus *demselben* Grund erkannt." (Braun [wie Anm. 6], 126).

63 Wir haben oben gesehen, dass Paracelsus, zur Darstellung des Unterschieds zwischen unteren und oberen Stufen der Erfahrung, das Beispiel von Menschen benutzt, die eine fremde Sprache hören, ohne sie zu verstehen, und sie denjenigen gegenüberstellt, welche die Sprache verstehen. Das tut er auch an anderen Stellen. Bezeichnend ist, dass Nikolaus von Kues (1401–1464), in dessen Philosophie die Unterscheidung zwischen Ratio und Intellekt eine Hauptrolle spielt (siehe auch Anm. 56), das gleiche Beispiel zur Illustration dieses Unterschieds verwendet. Siehe: Kurt Flasch »Nikolaus von Kues: Die Idee der Koinzidenz«, in Josef Speck, Hg., *Grundprobleme der grossen Philosophen. Philosophie des Altertums und des Mittelalters*. Göttingen: Vandenhoeck & Ruprecht, 1972, 221–261 (hier: 256).

64 Wir haben gesehen, dass Paracelsus die höhere Erkenntnis (das höhere Sehen) immer wieder mit ‚höherem' Licht (dem Licht der Natur) verbindet. Auf der anderen Seite wird, im letzten Zitat Van Helmonts, ‚Licht' oder ‚Leuchte' in ein direktes Verhältnis zum höheren Verstande (mens) gesetzt, während dagegen die Vernunft (ratio) das ‚Licht' gar nicht ertragen könne.

65 Bei solch einer Betrachtung könnte Intellekt der Regent der siderischen Augen, bzw. diese Instrumente des Intellekts selbst sein.

66 Siehe den ersten Teil des Aufsatzes, 71ff. Man könnte eventuell sagen, man ‚sehe' die Theorie mit dem Intellekt bzw. mittels der siderischen Augen, etwa in der Weise, wie man das Sichtbare mit den physischen Augen sieht.

> bigen ist geben die vernunft, fürsichtikeit und weisheit; dise drei sollen den leib regiren und ziehen, [...] zu disen dreien ist gegeben der geist, das ist der verstant, aus welchem die vernunft geregirt wird, auch die weisheit und fürsichtikeit.[67]

Auch im oben angeführten Zitat aus dem *Labyrinthus medicorum errantium*[68] scheint Paracelsus Verstand mit den höheren Stufen der Erfahrung direkt zu verbinden. Doch setzt er diese Termini nicht immer eindeutig, er spricht z. B. sowohl von ‚viehischer Vernunft' als auch von ‚viehischem Verstand'.[69] Auf der anderen Seite schreibt er vom ‚magicus intellectus' so, dass dieser klar in Verbindung zur ‚höheren Erfahrung' gebracht wird:

> Und also ist der magicus intellectus das liecht, aus welchem erkleret wird aller grund der ubernatürlichen krankheiten, außerhalb welchem intellect die medici in beschreibung der pestis augenscheinlich irren.[70]

Wenn man heute versucht, der ‚höheren Erfahrung' des Paracelsus oder anderer Autoren näherzukommen, wird oft der Einwand geäußert, was uns diese Art von Erfahrung bringe, seien nur undeutliche subjektive Vermutungen.[71] Es sollte aber klar sein, dass, nach Ansicht des Paracelsus, Erkenntnisse, die mittels des Intellekts (bzw. mittels des Lichtes der Natur) erworben werden, zwar nicht von jedem nachvollziehbar, aber deshalb nicht ungenau, nicht verschwommen, nicht diffus, sondern im Gegenteil objektiv, genau, exakt sind. Das betont Paracelsus nachdrück-

67 Paracelsus, *De generatione hominis,* hg. Sudhoff, I, 301–302.

68 Siehe oben Anm. 16, S. 93f.

69 Siehe z.B.: Paracelsus, *Philosophia magna*, hg. Sudhoff, XIV, 266; Paracelsus, *Liber meteororum*, hg. Sudhoff, XIII, 204.

70 Paracelsus, *Von der Pestilenz*, hg. Sudhoff, VIII, 381.

71 So spricht z.B. Wilhelm Kühlmann in Bezug auf die (paracelsische Ideen weiterführende) Signaturenlehre Oswald Crolls davon, dass Croll „die optisch-morphologische Konkordanztheorie bis hin zu beliebig erscheinenden Vergleichsbezügen [strapaziert]"; weiter davon, dass „hermetische Spekulationen dort zu Hilfe genommen [werden], wo allenfalls über Umwege die Merkmale von Kräutern und die Symptomatik bzw. Aitiologie von Krankheiten zur Deckung gebracht werden können." Siehe: Wilhelm Kühlmann, »Oswald Crollius und seine Signaturenlehre: Zum Profil hermetischer Naturphilosophie in der Ära Rudolphs II«, in: August Buck, Hg., *Die okkulten Wissenschaften in der Renaissance*, Wiesbaden: Harrassowitz, 1992, 102–123 (hier: 118–119).

lich bei jeder Gelegenheit. Der Verdacht auf Subjektivität, Ungenauigkeit, Verschwommenheit usw. entsteht, meiner Meinung nach, dadurch, dass solche Erfahrungen

a. nicht von jedem nachvollziehbar sind,
b. nicht genau in Worten ausgesprochen und mitgeteilt werden können,[72]
c. dass für sie keine befriedigende logische, wortmäßige Erklärung bzw. Begründung vorgebracht werden kann.

Die Natur lehrt

Die Objektivität der Erkenntnisse, welche durch die höhere Erfahrung erworben werden, wird von Paracelsus auch in Zusammenhang mit einem weiteren Motiv hervorgehoben, das bei ihm immer wieder zum Vorschein kommt: dass nämlich die Natur die eigentliche Lehrerin ist.

> Dieweil wir in der arznei nichts haben dan das uns die natur lernt, so müssen wir dieselbige am nechsten nach got lieben und ersuchen. dan was ist höher nach got dan lieben die so uns lernen? [...] nun ligt der grunt in dem, den arzt zuerkennen. der nach dem weg der natur handelt, der uberfleußt in beiden philosophien, des himels auch der erden. mit was großer scientia diser begabet ist, ist leichtlich zuerkennen, das im weder leben, gesuntheit, krankheit noch tot verborgen ist. wie mißlich aber der ander teil der arznei stehet, vernimme also. sie haben experimenten und manglen aber der krankheit so zu iren experimenten dienstlich seind, das ist, kunst vermeinen sie zuhaben, hetten sie nur auch gereimpte krankheiten darzu. was ist aber das für ein kunst, die da zergehet ehe ir krankheit kompt? ist nit arzneiisch, sonder experimentisch. [...] So uns die natur die anzeigung nicht gebe, so weren uns alle krankheiten verborgen.[73]

72 Mit den Worten von Lucien Braun (wie Anm. 6, 90): [Die Natur] übertrifft jedes Wort und jede Bestimmung und lässt uns so den langen Kampf des Paracelsus verstehen, in welchem er mit dem geschriebenen Worte gerungen hat, indem er es setzt und streicht und wiederholt, in der impliziten Überzeugung, dass letzten Endes die Natur sich in keinen Begriffen oder Sätzen fassen lässt.

73 Paracelsus, *Von der Pestilenz*, hg. Sudhoff, VIII, 373–74.

Alles, was der Arzt wirklich kennt, das hat ihn die Natur gelehrt. Hätten wir nicht von der Natur die Lehre empfangen, „so weren uns alle krankheiten verborgen." Dagegen ist das Wissen derjenigen Ärzte, die nicht von der Natur gelehrt sind, „nit arzneiisch, sonder experimentisch". Deswegen müssen wir die Natur als unseren Lehrer lieben. An anderer Stelle wird klar, dass Erfahrung eigentlich – im Gegensatz zu ‚fantasei', Spekulation und logischem Schließen – heißt: Von-der-Natur-Lernen:

> Also sind zweierlei schuler, die do anhangen eigener fantasei und die do anhangen der erfarenheit. alein die erfarenheit bleibt in der warheit, und was eigne sinn speculiret, das mag nit bestehen. dan was die natur in ir hat, das muß durch den gegenwurf den sie gibt gelernt werden und on den selbigen mag nichts aus dem schaz der natur gezogen werden. [...] dan die natur ist die do lernet und die eigen fantasei nicht.[74]

Paracelsus meint, dass die natürlichen Dinge, die natürlichen Körper – der Lehm, das Eisen, das Feuer – die Fähigkeit haben, dem Menschen im Prozess der unmittelbaren Begegnung und des engen Kontaktes ‚ihre' Kunst zu lehren, sodass der Mensch fähig wird, aus und mit ihnen nützliche Dinge herzustellen. So seien Künste und Handwerke wie die des Hafners, des Zimmermanns, des Goldschmieds, des Steinmetzen usw. entstanden.

> Also ist der erst schulmeister der arznei das corpus und die materia der natur, was also dieselbigen lernent und anzeigent, im selbigen studire und lerne und aus dir selbs nichts. dan dein eigne fantasei ist nichts dan ein verfürung aller warheit.
> Es sind groß subtile künst erfunden worden durch die erfarenheit, so in der natur gewandelt wird, als nemlich die erfindung, die kunst der bereitung in metallen, das kein eigensiniger het mügen erfinden sonder das corpus in der erfarung hats gelernet. zu dem das vilerlei hantwerk in den metallen gefunden sind worden aus den metallen selbs, dan die natur leget sich selbs zu erkennen an den tag.
> [...] als ein exempel, aus dem leim hat der hafner sein ursprung genomen, geschirr und gefeß aus im zu machen, und dasselbig durch das feur volendet. also aus dem leim und feur hat der hafner gelernet. also auch aus dem eisen und feur hat der schmit durch den hamer gelernt ein axt machen, nachfolgent aus der axt und aus dem holz hat der zimerman sein hantwerk gelernt. also aus den eschen und feur sind die glaser erstanden, aus der wollen und spinnen die weber, aus dem sil-

74 Paracelsus, *Die große Wundarznei*, hg. Sudhoff, X, 284.

> ber und feur die goltschmit, aus dem bickel und stein die steinmezen etc. also werden alle dinge, so die natur volbringen sol, aus der erfarenheit der natur erfunden werden und aus eigener fantasei lassent sich die ding nicht erfinden.[75]

In gleicher Weise muss auch der Arzt seine Kunst von der Natur und den natürlichen Dingen lernen. Und insbesondere wird er vom Feuer belehrt, mithilfe desselben das Unreine vom Reinen zu scheiden und hochwirksame Medikamente (die Arkanen) zu bereiten – vorausgesetzt, dass er die ‚Augen des Feuers' hat:

> Der arzet muß und wird geporen aus der natur, aus dem feur, das ist aus der kunst des feurs, und durch das feur sol er lernen und erfaren, was im die natur zeiget und gibt. und wie der schmelzer durch das feur golt und silber bringt, also sol der arzet durch das feur das edel archanum [kan] herfür bringen, die mysteria der natur, die magnalia der arznei, die essentias eines ieglichen wesens, und hindan scheiden das unrein vom reinem. […] solches alles gibt die erfarenheit, die aus dem feur entspringt. dan aus dem feur erferet und lernet der arzet, was der mensch und die arznei sei, und außerthalb dér schul ist kein ler der warheit.[76]

Oder:

> Darumb wie der glasmacher sein glasmachen aus dem feuer hat, der da nit wußte zuvor was er machte, und aber die kunst behalten, also auch das feuer lernet die weisheit und kunst der arznei, das ist die prob des arzts.[77]

Diese Belehrung von Seiten der Natur und der natürlichen Dinge geschieht in ganz ungezwungener Weise, wie ein normaler Naturprozess:

> Zu gleicher weis wie die speis den leib füret, gibt im fleisch und blut, erquikt in in allem seinem wollust, also gibt die eußer welt dem menschen all sein vernunft, kunst und weisheit und geschiklikeit […] und

75 Paracelsus (wie Anm. 74), X, 286.
76 Paracelsus (wie Anm. 74), X, 287.
77 Paracelsus, *Opus Paramirum*, hg. Sudhoff, IX, 43.

> wie wir die birn von den beumen brechen und essen, also entpfahen wir auch die kunst und weisheit der natur.[78]

Andernorts vergleicht Paracelsus die Natur mit Christus selbst: Wie die Jünger vom Christus gelernt haben, so soll der Arzt von der Natur lernen.

> Wie Christus seine jünger heißt von im lernen, also mag es auch die natur tun; als wol als Christus saget, als gewaltig mags auch die natur tun. dan in ir ist auch die kunst der arznei, in ir seind alle hantwerk, in ir seind auch alle künst, in ir seind auch alle tierische geschiklikeit, auch alle weisheit, und was zum menschen der ersten geburt erfordert ist oder wird.[79]

Immer wieder betont Paracelsus, dass diese Lehre, die der Arzt von der Natur empfängt, ihn dazu bringt, das Unsichtbare, das innere Wesen der Dinge (ihre ‚scientia') so genau und deutlich zu erkennen, wie sein Gesicht, das er im Spiegel sieht.

> Das buch der arznei ist die natur und zu gleicher weis, wie du dich selbs im spiegel sichst, also mußt du auch in der natur all deine scientias sehen und das als gewiß und als wenig betrüglich, als du dich im spiegel persönlich hast.[80]

Die Lehre muss von der Natur kommen, denn sie kennt am besten die Krankheit, ja sie ist selbst die Krankheit, sie ist selbst die Arznei. Und wer dazu fähig ist, nimmt diese Lehre so deutlich und mit so großer Intensität wahr, wie man einen ganz lauten Ton (z.B. den Ton des Rheinfalls oder der sausenden Winde) hört oder einen ganz kräftigen Geschmack auf der Zunge fühlt.

> Dan also muß die philosophei der arznei gefürt werden, [...] das sie in den oren töne wie der fall des Rheins und das das getön der philosophei also hell in den oren lige als die sausenden winde aus dem meer und die zunge dermaßen ein wissen tragen als des honigs und der gall und die nasen schmecke ein ieglich geruch des ganzen subjects. Außerhalb diser erkantnus ist widerwertig alles das, das der natur zugeleget und geben wird; dan also ist mein fürhalten diser philosophei, das die natur die krankheit selbs ist, darumb weiß sie allein, was die

78 Paracelsus, *Astronomia magna*, hg. Sudhoff, XII, 119.

79 Paracelsus (wie Anm. 78), XII, 136.

80 Paracelsus, *Von den Podagrischen Krankheiten*, hg. Sudhoff, I, 354–355.

> krankheit ist; sie ist allein die arznei, sie weiß der kranken gebrechen. wer kan außerhalb diser zweien erkantnus ein arzt sein? [...] dieselbige hat solcher dingen ein wissen und legt aller dingen augenscheinlichen verstand für; aus disem augenscheinlichen verstande wird der arzt underrichtet.[81]

Schlussbemerkungen

Die vorangehenden Ausführungen (wie auch diejenigen im ersten Teil) haben viele unterschiedliche Punkte angerührt, welche überdies untereinander mannigfaltige Verflechtungen erkennen lassen. So ließe sich eine Diskussion darüber fast bis ins Unendliche weiterführen – und würde wahrscheinlich den Kern doch nicht treffen. Denn die Erfahrung – und die Erkenntnis durch Erfahrung – bildet bei Paracelsus einen so grundsätzlichen, einmaligen und integrierten (man könnte sagen: ganzheitlichen) Akt oder Prozess, dass jede solche Diskussion die Sache nur von außen her und nur bruchstückhaft beleuchten könnte.
Hier möchte ich – eigentlich auch von außen her betrachtend – lediglich einige Punkte zusammenfassen, welche mir für eine Annäherung an die paracelsische Erfahrung besonders wichtig erscheinen.

- Das Wissen des Arztes kann nur auf dem *Grund* der Erfahrung erworben bzw. aufgebaut werden.
- Entgegen anders lautenden – und leider sich immer wiederholenden – Parolen war Paracelsus entschieden gegen die Experimente und das Experimentieren, wie er es verstand und wie die meisten es heute verstehen.
- Durch die eigentliche Erfahrung (was ich hier ‚höhere Stufe der Erfahrung' genannt habe) erkennt der (dazu fähige) Arzt das innere, eigentliche, für gewöhnliche Augen unsichtbare *Wesen* der Dinge[82] – auch des menschlichen Leibs usw. – in seiner ganzen Klarheit und Vollständigkeit. Das geschieht in einer direkten

81 Paracelsus, *Paragranum (erste zwei Bücher)*, hg. Sudhoff, VIII, 70.

82 Das eigentliche *Wesen* der Dinge zu erkennen, war traditionell der Hauptzweck der Philosophie und der Wissenschaft. Das gilt für die heutige positivistische Wissenschaft nicht mehr. Um nochmals Lucien Braun zu zitieren: „Was die Natur *in sich* auch sei, was kümmert das den modernen Wissenschaftler?" (Braun [wie Anm. 6], 16).

(und, sagen wir, spontanen) Weise, wie es für die sichtbaren Aspekte der Dinge durch die (gewöhnlichen) Augen gilt.

- Zweck und Ergebnis der eigentlichen Erfahrung ist, dass man das Unsichtbare wenigstens so unmittelbar, klar und genau sieht (bzw. wahrnimmt), wie das Sichtbare durch die (gewöhnlichen) Augen gesehen wird. Denn das Unsichtbare (das Nicht-Materielle) ist etwas überaus Wichtiges (eigentlich *das* Wichtigste), und das Wahrnehmen des Unsichtbaren ist die eigentliche Aufgabe des Arztes (auch des Philosophen).
- Derartiges kann bei weitem nicht jeder vollbringen, sondern nur derjenige, der die *Kunst* beherrscht – die ärztliche Kunst (wie Paracelsus sie versteht), die ‚Magie'.
- Entgegen dem seit dem 17. Jahrhundert entwickelten und heute herrschenden Empirismus ist bei Paracelsus das durch (eigentliche) Erfahrung Erkannte *nicht* von allen nachprüfbar – eigentlich nur von ganz wenigen. Aufgrund dieser Tatsache darf man aber nicht schließen (oder den Verdacht hegen), dass in solcher Weise erworbene Kenntnisse einen subjektiven Charakter hätten. Ganz im Gegenteil: Die Erfahrung desjenigen, der die Kunst beherrscht, bietet wahrhaftig objektive Kenntnisse. Denn nur dieser ist imstande, die Lehre direkt von der Natur zu empfangen. Und das bekannte Paracelsus-Motto *Alterius non sit qui suus esse potest* sollte nicht nur als ein Protest gegen die Autoritäten angesehen werden, sondern auch als ein Hinweis für den richtigen Weg zur wissenschaftlichen Erkenntnis.

Nova Acta Paracelsica, NF. 22/23 (2008/09), Seiten 121–135

Medieval Alchemy and Paracelsus' Theology: Pseudo-Lull's *Testamentum* and Paracelsus' *Astronomia Magna*

DANE T. DANIEL

Zusammenfassung

Obwohl schon auf vereinzelte Übereinstimmungen zwischen mittelalterlicher Alchemie und der Naturphilosophie des Paracelsus hingewiesen wurde, hielt die Wissenschaft bisher noch wenig Konkretes über den Einfluss der Alchemie auf Paracelsus' Theologie fest. Die vorliegende Studie weist insbesondere auf Parallelen zwischen dem *Testamentum* von Pseudo-Lull und Hohenheims *Astronomia Magna* hin. Dabei ergibt sich, dass in Hohenheims einzigartiger Betrachtung der göttlichen Natur Christi und der Auferstehung einiges aus der mittelalterlichen Alchemie mitschwingt – die lullische Vorstellung der *Quinta essentia* etwa prägt zweifellos das Verständnis, wie es Paracelsus später formuliert.

Introduction

As students of *Paracelsica* are well aware, the creation of the world and Adam, the nature of Christ, the Christian reception of a resurrection body, and the final conflagration are topics that surface throughout Paracelsus' prodigious corpus of authentic writings. In fact, Hartmut Rudolph and the late Kurt Goldammer – joined by such scholars as Michael Bunners, Katharina Biegger, and Ute Gause – have contributed abundant insight into the nature and sources of Paracelsus' theology.[1] Also, it has

1 See, for example, Kurt Goldammer, »Paracelsische Eschatologie«, in *Paracelsus in Neuen Horizonten: Gesammelte Aufsätze* (Wien: Verband der wissenschaftlichen Gesellschaften Österreichs, Verlag, 1986), 87–122; Hartmut Rudolph, »Hohenheim's Anthropology in the Light of his Writings on the Eucharist«, in *Paracelsus: The Man and his Reputation, his Ideas and their*

become more and more clear that Paracelsus' unique biblical exegesis – flavored by Gnosticism, Renaissance Neoplatonism, various religious traditions such as those associated with Mariology and even heretical Docetism and/or Monophysitism – was central to his worldview, including his cosmology and anthropology.[2] Less appreciated is the fact that his biblical exegesis was informed in part by his incorporation of ideas found in medieval alchemical tracts, especially – as I will postulate – those by pseudo-Lull and John of Rupescissa (fl. 1340–50)[3], Studies of Paracelsus, including recent monographs by Andrew Weeks and Charles Webster, point to the religious context of the thought of Paracelsus and the chemical philosophers, but I would like to amplify the topic of parallels between medieval alchemy and Paracelsus' religious theories.[4] Indeed, alchemy's influence on his *chymical* and medical work has received much

---

Transformation, ed. Ole Peter Grell (Leiden etc.: Brill, 1998), 187–206; Michael Bunners, *Die Abendmahlsschriften und das medizinisch-naturphilosophische Werk des Paracelsus*, Ph.D. diss., Berlin/ GDR, 1961; Katharina Biegger, *'De Invocatione Beatae Mariae Virginis.'* Paracelsus und die Marienverehrung (Stuttgart: Steiner, 1990); and Ute Gause, »On Paracelsus' Epistemology in His Early Theological Writings and in His *Astronomia Magna*«, in Grell, ed., *Paracelsus*, 207–224.

2 A study of the topic also requires the consultation of any number of Walter Pagel's works, such as Pagel, *Das Medizinsche Weltbild des Paracelsus: Seine Zusammenhänge mit Neuplatonismus und Gnosis* (Wiesbaden: Steiner, 1962). See also my earlier works, such as Dane T. Daniel, »Invisible Wombs: Rethinking Paracelsus's Concept of Body and Matter«, *Ambix* (2006), 129–142; and Daniel, *Paracelsus' Astronomia Magna (1537/38): Bible-Based Science and the Religious Roots of the Scientific Revolution*, Ph.D. diss., Indiana University, 2003. The present study is drawn largely from an amplified discussion of the topic in Chapter Three of the unpublished dissertation.

3 Concerning Rupescissa, a good primary source with excellent commentary is Johannes de Rupescissa, *Liber de consideratione quintae essentia omnum rerum*, ed. and German trans. Udo Benzenhöfer (Stuttgart: Steiner, 1989).

4 See the exceptionally valuable studies by Weeks and Webster, as well as the historical survey of alchemy by Bruce Moran: C. Andrew Weeks, *Paracelsus: Speculative Theory and The Crisis of the Early Reformation* (Albany, N.Y.: State University of NYP, 1997); Charles Webster, *Paracelsus: Medicine, Magic and Mission at the End of Time* (New Haven, Connecticut; London: Yale UP, 2008); and Bruce T. Moran: *Distilling Knowledge: Alchemy, Chemistry, and the Scientific Revolution* (Cambridge, Mass.: Harvard UP, 2005).

attention, but when noting alchemical aspects of Paracelsus' theology, scholars generally limit their discussions to cosmogony.[5] After briefly recapitulating Paracelsus' theology, especially his designation as a 'radical spiritualist' of the early Reformation, I will argue that medieval alchemical theologies anticipated and influenced Paracelsus' views on not only cosmogony (story of creation), but also soteriology (in the sense of Paracelsus' theory concerning the nature of the resurrection body), and eschatology (study of the end times). Parallels are particularly conspicuous between the *Testamentum* attributed to the Catalan Ramon Lull and Paracelsus' *Astronomia Magna* (1537/38), and this congruence will be my focus.[6]

5 My point regards precisely the emphasis. Scholars have, however, elaborated on such related areas of conjunction as the Trinitarian aspect of Paracelsus' *tria prima* of salt, sulphur, and mercury. See Weeks, pp. 117–18.

6 It is noteworthy that the connection between the *Testamentum* and Paracelsus' natural philosophy has been mentioned in brief by William R. Newman (whom I must thank for first pointing me to the parallel) and Wilhelm Ganzenmüller. See Newman, *Gehennical Fire: The Lives of George Starkey, and America Alchemist in the Scientific Revolution* (Cambridge, Mass., and London: Harvard UP, 1994), p. 106; and Ganzenmüller, »Paracelsus und die Alchimie des Mittelalters«, *Beiträge zur Geschichte der Technologie und der Alchimie* (Weinheim: Verlag Chemie, 1956), pp. 300–314. The version of the *Astronomia Magna* utilized in this study is: Paracelsus (Theophrast von Hohenheim), *Sämtliche Werke*, I. Abteilung, ed. Karl Sudhoff, vol. 12 (München und Berlin: Oldenbourg, 1929), *Astronomia Magna*. The modern edition of Paracelsus' collected works is divided into two parts, the first division being Paracelsus, *Sämtliche Werke, I. Abteilung: Medizinische, naturwissenschaftliche und philosophische Schriften*, ed. Karl Sudhoff, 14 vols. (Munich and Berlin: Oldenbourg, 1922–33). The first volume of the second division is Paracelsus, *Sämtliche Werke, II. Abteilung: Die theologischen und religionsphilosophischen Schriften, Erster Band, Philosophia magna* I, ed. Wilhelm Matthiessen (Munich: Barth, 1923). Kurt Goldammer directed the publication of several more volumes of the second division between 1955 and 1986. In the rest of the essay I will refer to Paracelsus' works using the Roman numeral to stand for the division (I or II) and this will be followed by the volume and page number, e.g., I, 12:122.

Paracelsus as radical spiritualist

Echoing his celebrated rebelliousness in the realms of medicine and science was the eclectic and often radical demeanor of Paracelsus' religious expression.[7] This included his belief that the "true church" consisted of a spiritual unity of all genuine believers. He differentiated this spiritual church from organized religion, which he called a "walled-in church" of earthly assemblies, a "*Mauerkirche*." While noting that Paracelsus never left the Roman Catholic Church, George Hunston Williams categorized him as a "kind of sacramental Spiritualist."[8] And like the Spiritual Franciscans – some of whom influenced him, such as Rupescissa – Paracelsus tended to disavow the ritualistic dimensions of the sacraments, arguing *sometimes*, for example, that confession can be efficacious when done in private with proper contrition, or that baptism is mostly a spiritual phenomenon that does not necessitate the presence of a priest or even tangible water.[9] Also, as will be discussed in more detail

7 See Hartmut Rudolph, »Paracelsus' Laientheologie in traditionsgeschichtlicher Sicht und in ihrer Zuordnung zu Reformation und katholischer Reform«, in *Resultate und Desiderata der Paracelsus-Forschung*, ed. Peter Dilg and Hartmut Rudolph (Stuttgart: Steiner, 1993).

8 See the discussion on *De septem punctis* and its spiritualism in Weeks, 96–7. See especially 96, where Weeks quotes Paracelsus (*Sämtliche Werke*, II, 3:6): "I reject your holy fathers, for they wrote according to the body and not [according to] the soul (ich widerrede eurn heiligen vätern, dann sie haben dem leib geschriben und nit der seel)." See also George Huntston Williams, *The Radical Reformation,* 3rd ed., rev. and expanded (Kirksville, Missouri: Sixteenth C. Journal Publishers, 1992), 721.

9 See Webster, p. 219. Webster explores the influences of the Franciscans on Paracelsus, but mostly in terms of their participation in the popular genre of "apocalyptically inclined treatises, … [P]rominent among the contributors to this genre were Arnold of Villanova and Johannes of Rupescissa, both known to Paracelsus also as medical and alchemical authors. Indeed, as indicated by the early fifteenth-century *Das Buch der Heiligen Dreifaltigkeit*, the symbolism of alchemy and of the apocalypse had many points in common … As in the medieval period, in the sixteenth century medical doctors [including medical practitioners like Paracelsus] were prominent players in the apocalyptic dialogue." For more on the Spiritual Franciscan movement and their conflict with the Thomist belief in instrumental efficacy, that is, that performing the ceremony correctly – with the proper matter and form – assured the accompaniment of God's grace, see David Burr, *The Spiritual*

below, Paracelsus advocated a form of Docetism, i.e. the heretical view that Christ was not a real man, that he only appeared as such. Complementing this idea, Paracelsus considered the resurrection body of Christians – a creation by God the Son in the "new creation" – also to be a spiritual flesh rather than the base corporeal flesh which must necessarily undergo irrevocable dissolution. Paracelsus, like pseudo-Lull before him, often spoke of an angelic flesh; – they both believed that there had to be a pure flesh worthy of heaven and immortality. Indeed, the ultimate and permanent destruction of the elemental, including corporeal flesh and blood, in the final conflagration was yet another area of agreement between Paracelsus and the Lullist. Thus, as a side thesis, which is also supportive of my central thesis here, I am showing that among the possible reasons for the development of the concept of an immortal 'spiritual body' in Paracelsus' thought is his affinity to medieval alchemical traditions.

Cosmogony and Adam's creation

Turning to the task at hand, that is, noting the influence of medieval alchemy upon Paracelsus' theology, let us begin with cosmogony. It is no secret that Paracelsus' views on the creation of the world possess alchemical terminology. Paracelsus and his followers often expressed their cosmogonies in the language of the alchemical laboratory. An example is their employment of the concept of alchemical separation, or "*Scheidung*." Allen Debus has discussed this theme in several places and Bruce Moran treats it in his recent work, *Distilling Knowledge*.[10] Confronting

Franciscans: From Protest to Persecution in the Century After Saint Francis (University Park: Pennsylvania State UP, 2001). Paracelsus' ties with the Spiritual Franciscans are also discussed in Dane Thor Daniel, »Paracelsus on Baptism and the Acquiring of the Eternal Body«, in *Paracelsian Moments: Science, Medicine, and Astrology in Early Modern Europe*, ed. Gerhild Scholz Williams and Charles D. Gunnoe, Jr. (Kirksville, Missouri: Sixteenth C. Journal Publishers, 2002), 117–134.

10 Debus discusses the fundamental role of alchemical processes in Paracelsian cosmogony, including the influence of the *Philosophia ad Athenienses*, which was then believed to be authentic, in, for example, *The Chemical Philosophy: Paracelsian Science and Medicine in the Sixteenth and Seven-*

the Galenic and Aristotelian establishment, the Paracelsians forwarded a chemical version of the story of creation that they hoped would advance iatrochemistry (or chemical medicine) and Paracelsianism.[11] During the Paracelsian battle for the upper hand in medicine and philosophy, such Paracelsus votaries as Gerard Dorn (1530/35– ca. 1584), Joseph Du Chesne (or Quercetanus, ca. 1544–1609), and the pseudonymous author of the *Philosophy to the Athenians* were important advocates of Paracelsian alchemical cosmogony. Dorn, for his part, outlined the six days of creation. – With regard to the division of the waters on the second day, for example, he writes that the pure essence (spirit) was separated from the impure residue (*caput mortuum*) through alchemical separation.[12]
A dimension of the Genesis exegesis of Paracelsus which receives much less attention, however, is his approach to the creation of man. And this is an area of signal interest with regard to the influence of alchemical sources on his exegesis. Paracelsus taught that the human was made from a *stoff*, namely the *limus terrae* (dust of the earth) of Genesis 2:7. He adds that this primordial ooze consisted of all essences of the universe. God drew this dust into His fist and blew His breath of life into it, and thus formed Adam. Humans are therefore composed of both all macrocosmic essences, from plants to planets, and of God's breath.[13] According-

teenth Centuries vol. 1 (New York: Science History, 1977), 76–78. See also Moran, pp. 72–73.

11 See also Michael T. Walton, »Genesis and Chemistry in the Sixteenth Century«, in *Reading the Book of Nature*, ed. Allen G. Debus and Michael T. Walton (Kirksville, Missouri: Sixteenth C. Journal Publishers, 1998), 1–14.

12 This work is included in the *Theatrum Chemicum*, volume one, published by Lazarus Zetzner. Three editions of this popular book were produced between 1602 and 1659–1961. See Gerhard Dorn, *Liber de naturae luce physica,* ex Genesi desumpta, in Theatrum chemicum, præcipuos selectorum auctorum tractatus de chemiæ et lapidis philosophici antiquitate, veritate, iure, præstantia et operationibus, continens ..., vol. I, ed. Lazarus Zetzner (Ursel, 1602; reprint, Strasburg, 1613); and Allen G. Debus, *The French Paracelsians: The Chemical Challenge to Medical and Scientific Tradition in Early Modern France* (Cambridge: Cambridge UP, 1991), p. 10, fn. 20.

13 Note for example I, 12:33–36: "dan die geschrift beweiset, das got hab genomen den limum terrae wie ein massam und aus derselbigen den menschen gformirt und gemacht. als dan auch die geschrift weiter beweiset, das der mensch sei ein eschen und pulver, ein staub und erden, das ist ein genugsame prob, das der mensch aus etwas gemacht ist, welches etwas der limus terrae gewesen ist ... und derselbige staub ist limus terrae, und limus terrae ist maior mundus. und also ist der mensch gemacht aus himel und er-

ing to Paracelsus, the ooze and action of Genesis 2:7 explain Adam's components: First, the corporeal body, the flesh and blood (also called "elemental body"), comes from the elements. Second, the sensible body (sidereal body) is made from the stuff of the stars, and third, the soul (the divine image) comes from the breath of God. In his magnum opus, the *Astronomia Magna,* Paracelsus refers to the *limus terrae* as the "quintessence."[14]

This points to a first striking example of Paracelsus' apparent familiarity with the *Testamentum* by the Lullian. The author of the *Testamentum* writes that the quintessence had been created *ex nihilo*: God took this pure substance, in which the entirety of nature is contained, and divided it into three parts, each with a different level of purity.[15] The purest realm involved the angels, and below this were the heavens, planets, and stars; the bottom realm became the elemental world. In what may be seen as an anticipation of Paracelsus' thoughts on the subject, pseudo-Lull adds, that the quintessence is that from which the human is made. It is an extract of the heavenly and elemental, possessing all things within.[16] In the

den, das ist aus den obern und undern geschöpfen. ... dan der [34] limus terrae ist ein auszug vom firmament und allen elementen, das ist, so man wil verstehen, was limus terrae sei, so ist es ein auszug von allen corporibus und creatis."

14 I, 12:36: "und nach dem natürlichen liecht heißt es das fünfte wesen, das ist, die massa ist ausgezogen und in dasselbig ist gebracht worden das firmament und die elementen in eins. ... darauf merkent, das das fünft wesen ist der ganz grunt und kern aller wesen und eigenschaften der ganzen welt ..."

15 As William Newman summarizes in his *Gehennical Fire*, within the elemental world the purest of the five elements was the "quintessence of the elements." It joined the quartet of fire, earth, air, and water. For his discussion of pseudo-Lull's quintessence, see Newman, p. 100.

16 *Il "Testamentum" Alchemico Attributo a Raimondo Lullo*, trans. and ed. Michela Pereira and Barbara Spaggiari (Sismel: Edizioni del Galluzo, 1999), p. 12. "De principiis nature universalis et succedencia in opere nature sunt universaliter omnia extrema, id est corpora metallorum que esse possunt, cum mediis inter illa, sicut declarabimus in secunda parte practicali declarans naturam primordialium principiorum. Supra potenciam nature est summus Deus celestis, qui est alpha et omega, finis sine principio et principium sine fine, creator et forator omnium principiorum supradictorum et succedencium, que extrema et media in operibus vocantur. Illam naturam Deus creavit de nichilo in unam puram substanciam, quam vocamus quintam essenciam, in qua tota natura comprehenditur. De istius substancie, divise in tres partes secundum essenciam, parte puriori creavit Deus angelos;

cases of both pseudo-Lull and Paracelsus, the quintessence is a primal element, a fundamental part of cosmogony, and the *stoff* of man. And the three types of body outlined by the Lullian – angelic, sidereal, and elemental – would also be the types of body discussed by Paracelsus (although Paracelsus associated the angelic body with Christ's "new creation" and not at all with the quintessence, which God the Father created).[17]

Before considering these types of body, it is pertinent to pause and note that Paracelsus had discussed the quintessence in a much different manner in his early writings; – it is nevertheless clear that medieval alchemical sources also colored his earlier discussions.[18] Actually, several concepts in Paracelsus' *Archidoxis* resemble those of John of Rupescissa, who defined the *'quintessence'* or *'predestined element'* as a very subtle uncreated matter which exists in all things in nature and gives every object its form and qualities.[19] As Paracelsus resonates, the predestined

de secunda creavit celum et planetas et omnes stellas; de tercia parte, que erat minus pura, creavit Deus istum mundum in isto modo."

17 Paracelsus does not associate the quintessence with the angelic realm, which he would call the realm of the "new creation." Only the sidereal and elemental are associated with Paracelsus' quintessence.

18 On the dating of the *Archidoxis*, see Udo Benzenhöfer's important study, *Studien zum Frühwerk des Paracelsus im Bereich Medizin und Naturkunde* (Münster: Klemm & Oelschläger, 2005), p. 7: Benzenhöfer follows Sudhoff's decision to consider "early works" to be those written "vor der Festanstellung in Basel (im März 1527)." See also p. 9, n. 12: "In der 'Archidoxis'-Schrift finden sich beispielsweise folgende 'verräterische Stellen': ... Der Autor bezeichnet sich zweimal als 'jung'. Es ist von daher hochwahrscheinlich, daß diese Schrift vor Basel entstanden ist." Many of Paracelsus' works – particularly his early works – are difficult to date precisely, and in the case of the *Archidoxis* I would simply approximate it to the mid-1520s.

19 In the mid-1520s Paracelsus was willing to forward the concept of "uncreated seeds," which has a Rupescissan flavor to it, but he would later side with the Lullist in believing the quintessence to have been created *ex nihilo*. On the comparison between Rupescissa and Paracelsus, see Benzenhöfer's discussion in Rupescissa's *'Liber de consideratione quintae essentiae omnum rerum'*, p. 75. Webster seems to doubt Paracelsus' direct access to any work by Rupescissa, and suggests rather that he used an intermediate source such as pseudo-Lull's *De secretis natura, seu de quinta essentia*. See Webster, p. 274, n. 68. Webster even writes that Paracelsus "almost invariably wrote disparagingly about the leading authorities in [the chemical arts] such as Ramon Lull and Johannes de Rupescissa." (p. 115) In 1997 Weeks made

element endows a body with its form and qualities, e.g., its colors and virtues, and that which cures and heals. Also, this very subtle matter, which exists inside all natural things, can be extracted, i.e. separated from the body, like the soul from its body.[20] Differing from elemental matter, it possesses neither impurity nor mortality. Paracelsus uses several words to define it: "The quintessence is the nature, force, virtue, and medicine, and the colors, the life, and the property of the thing"; furthermore, like the spirit of life, the quintessence is also a spirit, a permanent life-spirit in things.[21] Clearly, the quintessence of Paracelsus' mature writings is far different from this early Rupescissan depiction. As we have seen, in the *Astronomia Magna* Paracelsus equates the quintessence, created *ex nihilo*, with the *'limus terrae'* of Genesis 2:7. His preference seems to have shifted from Rupescissa to the Lullist. Let us turn to another parallel – touched on above – between Paracelsus and pseudo-Lull, i.e., that concerning the types of body, including the 'angelic body'.

---

a similar comment – See Weeks, p. 58. Regarding Rupescissa, for further exploration one may consult *Sämtliche Werke*, 1. Abteilung, hg. Sudhoff: III, 263, 276–277; VI,159, 179; VII, 124; X, 365; and XIV, 489. With regard to Lull, see III, 272, 277, 289, 301; VI, 172; and X, 365. These references from Sudhoff's collected works are in accordance with Martin Müller, *Registerband zu Sudhoffs Paracelsus-Gesamtausgabe. Nova Acta Paracelsica.* Supplementum (Einsiedeln: Eberle, 1960).

20 Paracelsus, *Archidoxis*, in III, 120–121: "so nun die quinta essentia von dem, das kein quinta essentia ist, gescheiden wird, wie ein sêl vom leib, ist zuverstehen, was krankheit wolt im dan widerstehen? ... [121] so ist nun das zu verstehen, <das> die quinta essentia die farb gibt, gleich wie die tugent. und so das golt sein farb verloren hat, so ist im sein quinta essentia hinweg. ... also auch in anderen dingen allen ist das die quinta essentia die da heilet und gesunt machet, tingirt den ganzen leib wie ein salz ein suppen recht und gut macht."

21 Ibid., 118. "Quinta essentia ist ein materien, die da corporalischen wird ausgezogen aus allen gewechsen und aus allem dem in dem das leben ist, gescheiden von aller unreinikeit und tötlikeit, gesubtilt auf das aller reinigeste, gesondert von allen elementen ... das quinta essentia ist alein die natur, kraft, tugent und arznei ... sei auch die farben, das leben und die eigenschaft des dings, ... und [quinta essentia] ist ein spiritus gleich dem spiritu vitae in der underscheit geteilt, das spiritus vitae des dings bleiblich ist und des menschen tötlich. darumb als da ein verstant ist, das aus menschlichem fleisch oder blut kein quinta essentia mag gezogen werden, dan das darumb das spiritus vitae, der dan auch spiritus virtutum ist, stirbt und das leben in der sêl ist, das ist als da in re nit."

The non-elemental, non-sidereal ressurection body

In *De genealogia Christi*, Paracelsus differentiates between the creation by the Father and the creation by the Son. He believes that the Father's creation, i.e. the elemental and sidereal bodies and realms, are mortal, destined for ultimate and permanent destruction. The creation by God the Son, on the other hand, is immortal. Paracelsus, drawing heavily from such scriptural passages as 1 Corinthians 15 and John 6:27, calls this new creation by the Son the 'immortal' body, and also the 'spiritual' body.[22] He even refers to it explicitly as the "angelic body." – Paracelsus evokes this angelic body when discussing the bodies of Mary and Christ.[23] That is, he refuses to give Christ – or even any of His progenitors, such as Abraham – human mortal flesh, for he does not wish to place them in a genealogy tainted by the seed of Adam. As he fully elaborates in the *Astronomia Magna*, the new creation by Christ is precisely what Christians mysteriously receive upon baptism. This resurrection body, which is nourished by the Eucharist, lives and grows within the Christian.[24] To reiterate, Paracelsus argues that Christians possess an elemental body, sidereal body, soul, and resurrection body, and they then carry only the soul and resurrection body into paradise. Christ, His mother, Mary's mother Anna, and their ancestors, unlike most humans, were not clothed in elemental and sidereal bodies, but only the special type of body. Perhaps Paracelsus was wise or lucky not to publish such ideas, which abound in both his explicitly theological works and such philosophical treatises as the *Astronomia Magna*. After all, an orthodox Christian would condemn such thinking as a form of Monophysitism or Docetism – One would note that a Christ without a full human presence would not be tempted by

---

22 John 6:27. Vulgate: "operamini non cibum qui perit sed qui permanet in vitam aeternam quem Filius hominis vobis dabit hunc enim Pater signavit Deus." King James Version: "Labour not for the meat which perisheth, but for that meat which endureth unto everlasting life, which the Son of man shall give unto you: for him hath God the Father sealed."

23 II, 3:71: "sollichs ist nun die gab vom son, daß wir in neue welt haben zu gewarten, nemlich ein paradeis, das ist das reich seines vatters, das uns bereit ist, und ein *englischen leib*, aber im blut und fleisch, imselbigen zu wonen, da kein tod ist, da kein krankheit ist, da kein neid ist noch auch einicherlei sünden, sondern 'wie die engel'. und er ist, der uns die speis imselbigen gibt, und was uns zugehöret (my emphasis)."

24 Ibid.

the same fleshly desires that bedevil other men, and that under such conditions Christ's sacrifice for humans at the cross would have been insufficient. That is, it is in part the ability to remain perfect despite the temptations related to fleshly concupiscence that made Christ unique and his torturous sacrifice capable of paying the debt for human sins. Recall the debates in the fourth and fifth centuries when Christians had sought to purge such heresies on the nature of Christ. They had agreed that Christ must necessarily be both fully divine and fully human.[25]

Paracelsus scholars have sought to describe the origin of Paracelsus' "immortal flesh" and odd genealogy, which – as we have seen – he sought to ground in his idiosyncratic biblical exegesis. For example, addressing Paracelsus' extreme aversion to sexual intercourse, Michael Bunners points to the relationship between Hohenheim's Mariological and eucharistic writings. He notes that the stubborn Paracelsus could not imagine Christ to have been born through a human body soiled by the fallen Adamic body; that is, to be God's mother, it is not enough to be a mere virgin, or even the daughter of a virgin (Anna). – To possess genealogically in any manner the defiled seed of Adam is still too proximate to both the sexual act and the Adamic seed: "Gott hat in das todtlich fleisch nit geheurat."[26] In effect, Paracelsus places Mary in the Godhead in his early speculations (1524), as Bunners relates, "So steht die Jungfrau gleich neben Gott, [...] sie war heilig und selig vor dem Sohn."[27] Mary, receiving a body fashioned by Christ in the new creation, could thus possess a body fit for God's birth. In this interpretation, Paracelsus' soteriological and eucharistic discussion is a natural outgrowth of his Mariology. In this paper I have suggested the further possibility that Paracelsus seized upon the angelic body of the alchemical tradition in the formation of his concept of Christ's body and the immortal resurrection body.

---

25 Ibid.

26 Bunners, 94–96. Bunners writes, 94–95: "Sie ist unsterblich gen Himmel gefahren. 'Gott hat in das todtlich fleisch nit geheurat' ... Maria ist kein 'tödtlich (sterblich) Weib'." He adds, 95: "Erst Weigel und Böhme haben, ihrer Denkart entsprechend, diese mariologischen Ausführungen des Paracelsus spekulativ weitergebildet." Andrew Weeks, *Paracelsus*, 83–85, explicitly discusses the subject of Paracelsus on the four persons of the Godhead.

27 Bunners, 95. At the same time, Paracelsus reconstructed the Biblical genealogy so that Abraham too escapes the tainted Adamic seed: Abraham took on a new seed, fashioned out of the new 'limbus'.

Eschatological parallels

We have seen that Paracelsus' cosmogony was not necessarily heretical, but that his Christology and soteriology were definitely so insofar as he denied the fully human aspect of Christ and refused to accept the notion that the fleshly bodies of Christians would be resurrected. And the theories of pseudo-Lull, who is one of the few authors cited several times by Paracelsus in his oeuvre, even if disparagingly, bear some remarkable similarities to the religious ideas of Paracelsus. The Lullist's apparent influence surfaces in the realm of Paracelsus' eschatology as well.

As would Paracelsus, pseudo-Lull stressed the body's defilement in the Fall, its initial dissipation in the earth after death, and its ultimate expurgation. All impurities will of necessity be removed. Therefore, both the Lullist and Paracelsus held to a 'spiritualist' account of the biblical conflagration, in which both all evil and all impure material, including the mortal human body, must be irrevocably annihilated.[28] Paracelsus the alchemist could fervently envision the final purification of the universe and the subsequent life of Christians therein – saints in pure bodies floating in a new universe of the purest substance.[29]

---

28 Reminiscent of pseudo-Lull, Paracelsus writes, XII, 306–307, at the beginning of Book II, Chapter 2, that no fire can purify Adam's flesh enough to prepare him for heaven.

29 XII, 322: "Darumb nun wissent in den dingen allen, das auch nicht on der welt bleiben wird, weder die element, noch das gestirn, noch einigerlei das in inen ist, sonder es wird war werden, das die welt durch das feur verzert werden sol, wie auch das feur das wasser verzeren [wird], die stein alle metal, und nichts ist, das sich gegen dem feur möcht erweren oder dem widerstehen, und also was vor ist gesen, das wird wider erneuert und wie die schrift sagt: der geist gottes ist getragen worden auf den wassern. also wird nichts werden, das da gehen wird mögen, sonder alles wie der geist gottes zu gleicher wies wie ein eidotter ligt im clar, also wird ein perspicuum chaos sein, in dem wir getragen werden, wie der dotter im clar. und das selbig perspicuum chaos wird sein das wasser, von dem die geschrift sagt, auf welchem der geist gottesgetragen wird. also alle die so in Christo auferstehen der neuen geburt, in der selben welt der neuen creation auch ir wandel sein wird gleich wie die stern am himel, die seind uf nichte, hangen an nichte, niemants hebende als alein got, das sie got in ein solchs chaos gestelt hat, wie ein dotter in einem ei. dan also ist der gewalt gotes nach seim willen, wie ers schaft also ist es. nun ist nit minder, dieweil also zergehen muß alles, was da in den tot beschaffen ist, und alein das nutötlich, das istr, das

In Paracelsus' *Astronomia Magna*, the topic of eschatology arises in Book II, Chapter 3. Illustrating the paradise awaiting the chosen, he writes that the "*cirkel*" of the world will be filled with an eternal dwelling place.[30] The body of the old Adam will not exist here, for, as Paracelsus reflects, if clearly debatable, scripture does not attest to the presence of this body in paradise. Instead, the resurrected human will possess a "*figurirten leib*," like that of Christ in the transfiguration;

da sein muß und ewig bleiben. so ist der neugeborn leib der selbig, in dem die heilien werden auferstehen. dan die verdampten werden nit auferstehen, sie werden erweckt und für das gericht gefürt. das ist aber auferstanden, das in Christo auferstehet in das ewig leben; der toten auferstehung ist ein absteigen in die abgrunt der hellen." See also XII, 322–323: "... da seind vil cörper der heiligen gesehn worden und vil leuten erschinen."

See also Pseudo-Lull, *Testamentum*, 14, 16: "Ista quattuor elementa sic creata remanserunt pura et clara racione clare partis nature ex qua erant creata usque ad tempus peccati, quod exivit a natura et adhuc est ad tempus indulgencie post peccatum. Sed postquam mortui sunt homines et animalia et nascentia terre desiccata cum destructione generationis, veniendo de corruptione in generationem et de generatione in corrupcionem, sic quod de corporibus impuris resolutis mutantur elementa in id, quod contagiat et corrumpit elementa, per quam corruptionem omnis res viva est parve durationis: quoniam natura non potest facererem tam perfectam, ratione sue materie grosse et corrupte, sicut fecerat in suo principio.

Sed natura in operando imperfeccionis participat cum magna corrupcione propter materiam elementorum minus purorum, quam quotidie ipsa invenit. Quia, quod nunc ponit ad mundandum aliter mutandum suum compositum, tunc posuit in componendo partes forcioris ligamenti. Et per istam doctrinam, fili, potes intelligere sermonem philosophalem, qui consumabitur in fine mundi, quando Iesus Christus veniet iudicare seculum, cum igne celi comburet omne illud, quod non erit de puritate dictorum elementorum, et omne illud, quod compositum est de malo et impuero confundetur in abissum; et id, quod ignis inveniet compositum ex virtute pura supra suam speram, reponet vivaciter et eternaliter aliter sempiternaliter. Et malum impurum cadet supra dampnatos, omnis virtus pura super benedictos; et per hoc potest elucidari tua considertio, quod in finem omnis res ibit ad suum proprium locum, unde prius veniebat."

30 XII, 321: "[...] so wird der cirkel der welt erfült werden mit einer ewigen wonung, in der kein tot wird sein, sonder in ewikeit on end ein paradeis oder dem selbigen gleich ein Ebron".

bodily independent of Adamic flesh, it is like that of "the Virgin Mary our Mother."[31]

But first, evoking an idea as old as the pre-Socratics and adopted by such Church figures as Clement, Paracelsus relates that all things of the natural world, from the elements to the stars, will be consumed (*verzert*) utterly by the fire, "just as fire dissipates water," or, as Paracelsus writes, the philosophers' stone consumes all metals; "and thus, that which was before will be renewed," as once again the Spirit of God will move upon the face of the waters (Genesis 1:2). The new universe will be like God's Spirit, that is, a *perspicuum chaos* through which those who have been resurrected in Christ, clothed in the eternal flesh of the new birth, will be carried like eggyolks floating in eggwhite within their shell. Incidentally, this bears some resemblance to Ficino's eschatological discussion in the *Theologia Platonica*, wherein he also assumes a re-creation at the end of the world: his term for its body is a *purissimum corpus*.[32] Paracelsus continues to say that the resurrected will be neither set in nor hung on anything, but simply wander through the enclosed paradise as do the stars in heaven. But Paracelsus does not forget the damned: rather than experiencing the resurrection that makes the saints shine (*erschinen*), they will simply be awakened and led to judgment. Awaiting the evil is a special type of "resurrection" (*der toten auferstehung*): a descent into the abyss of hell.[33] Paracelsus, perhaps in a reflexive dismissal of such Church "inventions" as purgatory, obviously discards the Church teaching, made popular by Augustine, about the intermediary stage between

31 XII, 321–322. "[…] figurirten leib der andern geburt, on leiblich anhangen von Adam, wie dan die jungfrau Maria unser mutter rein gewesen ist und on blut und fleisch Adae und Evae, also müsen wir auch sein."

32 Jörg Lauster, »Marsilio Ficino as a Christian Thinker«, in *Marsilio Ficino: His Theology, His Philosophy, His Legacy*, ed. Michael J. B. Allen and Valery Rees (Leiden: Brill, 2002): 45–70; 67. Lauster refers to Ficino, *Theologia Platonica*, XVIII.9 (ed. Marcel, III, 224): "recreatio illa per Deum facta, cessante mundi motu." Within the Ficinian cosmos, the human, as part of the chain of being, possesses all constituents of the world, hence the designation 'microcosm'; of course, this explanation of the microcosm differs greatly from Paracelsus' cosmogonical-based (and alchemical) depiction per Genesis 2:7.

33 See again XII, 322–23 in note 29 above.

death and the last judgment, during which time souls are treated in accordance with their behavior on earth.[34]

Conclusion

I have begun to explore the role of alchemy in Paracelsus' mature religious thought. Clearly, alchemical sources and theories had significantly influenced much of the medical and chymical thought of Paracelsus, but what receives less attention in scholarly studies of *Paracelsica* is the fact that medieval alchemy significantly influences even his radical religion. It is hard to imagine that the quintessence of pseudo-Lull, the Lullian three levels of body (angelic, elemental, and sidereal), or even the Lullist's spiritualist conflagration did not influence Paracelsus. Paracelsus' heretical approach to Christ and the resurrection body may have evolved initially from his early Mariology, but it seems clear that the religio-alchemical musings of such medievals as the Lullist – even if through intermediaries – helped flavor the idiosyncrasies of Paracelsus' biblical exegesis.

34 See J. N. D. Kelly, *Early Christian Doctrines*, rev. ed. (San Francisco: Harper, 1987), p. 464.

Nova Acta Paracelsica, NF. 22/23 (2008/09), Seiten 137–146

Erlesener Paracelsus
Lektüreerfahrungen mit Paracelsus[1]

BRUDER GEROLD ZENONI OSB

An einer Vernissage im Großen Saal des Klosters Einsiedeln fragte Abt Martin Werlen kürzlich ins Auditorium: „Lesen Sie gerne?“ Im Publikum saß ein kleiner Bub von etwa 5 Jahren, der die rhetorisch gemeinte Frage spontan mit einem lauten „Ja“ beantwortete. Er hatte die Lacher auf seiner Seite. Ihnen, meine sehr verehrten Damen und Herren, will ich die Frage erst gar nicht stellen, da ich davon ausgehe, dass Sie gerne und vielleicht auch viel lesen.

Auch ich gehöre zu den süchtigen Lesern. Seit meiner „Heidi“-Lektüre damals, als ich mit Grippe im Bett lag, und der späteren intensiven Karl-May-Phase sind für mich Bücher, vor allem belletristische Bücher, unverzichtbarer Bestandteil meines Lebens. Ich bin tatsächlich schwerst abhängig von Büchern. Die „Droge Buch“ – meines Wissens die einzige Droge ohne fatale Nebenwirkungen, es sei denn die Augen ließen mit der Zeit etwas nach – begleitet mich auch durchs Klosterleben. So habe ich zu diesem Aufenthalt nach St. Gerold meine Ration an Büchern mitgeschleppt. Vielleicht liegt das ganze Glück der Erde doch nicht auf dem Rücken der Pferde, sondern … zwischen simplen Buchdeckeln.

Im Laufe meiner Lektüre haben verschiedene Themenbereiche meine besondere Aufmerksamkeit erregt. Als Urner sammle ich alle relevanten literarischen Belegstellen zu Uri und Wilhelm Tell. Als Mönch notiere ich mir alle entdeckten Stellen zur Mutter Gottes. Glauben Sie mir: Es gibt fast kein belletristisches Werk, in dem Maria nicht an irgendeiner Stelle erwähnt wird. Meine diesbezügliche Liste in einem dicken Blindband aus einer Einsiedler Druckerei wird immer länger. Als Einsiedler Mönch erfasse ich zudem alle unser Kloster und den Orden betreffenden Erwähnungen in den von mir gelesenen Büchern. Dazu gesellt sich seit längerer Zeit auch Paracelsus, der bei mir natürlich als Einsiedler gehan-

---

1 Vortrag an der Jahresversammlung der Schweizerischen Paracelsusgesellschaft in St. Gerold, Samstag, 6. Oktober 2007.

delt wird – er, der ja selber viele Bücher geschrieben hat, über den man Bücher verfasst hat und der, wie ich festgestellt habe, auch häufig in belletristischen Werken Erwähnung findet.

Paracelsuserwähnungen

Manchmal muss man nicht einmal lange warten, bis man auf eine Paracelsus-Stelle stößt. Bereits im Prolog, auf der ersten Seite ihres historischen Romans *Die Schneiderin von Prag oder Das Buch des Glanzes* spricht die amerikanische Autorin Frances Sherwood von Paracelsus:

> Von dem Schweizer Arzt und Mystiker Paracelsus wurde zu Beginn des Jahrhunderts erzählt, er habe aus Blut, Urin und Sperma einen kleinen Menschen gemacht, der vierzig Tage lang in einer Retorte heranwuchs. Man nannte ihn einen Homunkulus, einen künstlichen Embryo. Aber das war kein echter Golem, eher so etwas wie jene wächsernen Puppen, die Hexen mit Nadeln spicken, um anderen Schmerz zuzufügen.

Wir befinden uns im Jahr 1601. Der exzentrische Habsburger Kaiser Rudolf II. residiert hoch über der Stadt Prag in seiner Burg und langweilt sich. Sein neuester Einfall: Er will das ewige Leben. Schließlich lebt man in modernen Zeiten, in der ständig neue Wunder vollbracht werden: Sein albanischer Arzt Kirakos hat den Hradschin von der Pest befreit, seine Hofastronomen Tycho Brahe und Johannes Kepler studieren den Mars. Und die Alchemisten John Dee und Edward Kelley, die der Kaiser eigens aus London herbeischaffen lässt, haben nachweislich mit den Toten kommuniziert – sie sollen ihm ein Elixier für die gewünschte Unsterblichkeit brauen.

Das geschilderte Umfeld ist gleichsam prädestiniert für Paracelsus-Erwähnungen. Tatsächlich kommt er in diesem eindrücklichen historischen Roman noch zwei-, dreimal vor. Scott Turow, neben John Grisham einer der erfolgreichsten zeitgenössischen Autoren Amerikas – ich erwähne sein Buch *Aus Mangel an Beweisen*, das mit Harrison Ford verfilmt wurde – lobt den Roman in den höchsten Tönen und nennt ihn einen „Glücksfall".

Wenn man sich fragt, in welchem belletristischen Buch wohl am ehesten eine Paracelsus-Erwähnung zu erwarten ist, würden viele sicher Mary Shelleys Roman *Frankenstein oder Der moderne Prometheus* angeben. Und sie hätten Recht! Der populäre, mehrfach verfilmte Klassiker über die Erschaffung eines künstlichen Menschen kommt tatsächlich nicht ohne Paracelsus aus. Der Ich-Erzähler beschafft sich vor seiner frevlerischen Tat die gesammelten Werke von Agrippa, Paracelsus und Albertus Magnus. *Frankenstein* ist ein Roman, der nicht nur in der Schweiz geschrieben wurde, sondern zu einem großen Teil in der Schweiz spielt – Genf, die Waadt, Walliser Berge, Luzern, die Reuss und der Urner See kommen im Buch vor. So war die Lektüre dieses Werks der Horrorliteratur für mich auch in einem gewissen Sinne „anheimelnd".

Angesichts seiner fulminanten Phantastik ist auch Jules Verne ein prädestinierter Erwähner von Paracelsus. Und wirklich stoßen wir im Roman *Reise zum Mittelpunkt der Erde* aus dem Jahr 1867 auf unseren Arzt und Philosophen, dessen naturwissenschaftliche Experimentierfreudigkeit mit den überlieferten Lehren von Hochschule, Kirche und Ärzteschaft kollidierte. Verne nennt ihn in einem seiner bekanntesten Bücher ziemlich am Anfang zusammen mit den Gelehrten Avicenna, Bacon und Lull. Er bezeichnet die Genannten als „echte Gelehrte, die einzigen ihrer Zeit."

Ein Titel wie *Der fünfte Winter des Magnetiseurs* lässt ebenfalls eine als wahrscheinlich erscheinen, dass die Rede auf Paracelsus gerät. Der schwedische Schriftsteller Per Olov Enquist hat diesen Roman 1964 verfasst. Er vermischt darin echte und fiktive Quellen und erzählt in Anlehnung an Franz Anton Mesmer die Geschichte eines Verführers und Demagogen, der eine gefährliche Faszination auf die Menschen ausübt. Ich zitiere eine Stelle aus dem historischen Roman. Paracelsus erscheint darin der Hauptfigur Friedrich Meisner im Traum.

> Paracelsus war ihm im Traum erschienen und hatte zu ihm gesprochen. Du liest meine Schriften, hatte er gesagt, aber du verstehst nicht, worauf ich aus bin. Du bist deiner Vision verpflichtet. Es ist deine Pflicht, sie nicht mit der Wirklichkeit zu verwechseln: Sie im leeren Raum zwischen Erde und Himmel zu belassen. Gibst du ihnen die Wahrheit, hatte er gesagt, brauchen sie dich niemals. Dann können sie mit dir zufrieden sein. Gib ihnen eine Lüge, denn sie brauchen sie.

Gegen Schluss des Romans schreibt Enquist:

> Der große Paracelsus wurde auch von Rückschlägen betroffen, dachte er: Er musste mit dem fertigen Manuskript seines Werkes ‚Über die syphilitischen Krankheiten' von Stadt zu Stadt ziehen. Erst in Leipzig

> wurde es gedruckt, unter dumpfem Gemurmel seitens des Bürgermeisters. Er war geduldig, dachte Meisner.

Per Olov Enquist ist übrigens stets wieder im Gespräch, wenn es um die Verleihung des Literaturnobelpreises geht.

Mit Kurt Aust, der mehrere historische Krimis verfasst hat, sind wir bei einem weiteren nordischen Erzähler, der Paracelsus erwähnt. Ergänzend, oder mehr oder weniger unabhängig von Paracelsus, ist die Alchemie ein weiterer häufig genannter Begriff, der mir in meiner Lektüre begegnet. Der Ausdruck scheint so etwas wie eine Urfaszination auf die Menschen auszuüben. Das Wort evoziert blubbernde Flüssigkeiten in Kesseln auf brodelndem Feuer. Rauchschwaden steigen auf. An der Wand auf den Regalen neben den dicken, abgegriffenen, in Schweinsleder gebundenen Folianten sind fein säuberlich die merkwürdigen Ingredienzien aufgereiht, die für die Suche nach dem Schlüssel zur Goldherstellung unabdingbar zu sein scheinen. Dieses Bild der Alchemie bedient Aust in seinem Roman *Die dritte Wahrheit.* Wir lesen:

> Während die beiden Gelehrten sich unterhielten, nahm der Doctor einen Blasebalg und brachte vorsichtig Leben in die Feuerstelle; bald züngelten Flammen unter einem Tontopf. Thomas beugte sich darüber, hob vorsichtig den Deckel und besah sich den brodelnden Inhalt. Der Doctor drehte eine an der Wand hängende Sanduhr um, während er Thomas etwas über Natriumsulfat erzählte, das in dem Prozess als Katalysator fungieren sollte, und über Glaubersalz und etwas, das er das rote Merkurioxid nannte, und etliches andere, von dem er nicht das geringste verstand. Er zog ein Buch von einem Stapel dicker Bücher und zeigte und erklärte Thomas dieses und jenes. Neben mir stand ein großer Mörser, dessen rotbrauner Inhalt streng, aber nicht unangenehm roch. Auf einer Bank unter dem Fenster und einem Wandbord gegenüber standen dicht an dicht Töpfe, Schalen und Schachteln mit weißen Etiketten, worauf allerlei unbekannte Namen geschrieben waren, darunter so furchteinflößende wie Schwefelkies und Höllenstein.

Soweit das Zitat. Ganz klar: Es geht um die Goldfabrikation. An einer anderen Stelle heißt es: „Für Alchimisten wie Bombasticus sind Sonne und Gold ein und dasselbe.“ Auch im Zusammenhang mit Amuletten wird Paracelsus erwähnt: „Paracelsus nutzte oft Amulette, die dank ihres Inhaltes und ihrer Kraft den Körper beeinflussten und die Krankheiten besiegten.“

Imprimatur und *Secretum* heißen die beiden ersten voluminösen historischen Romane einer ganzen Serie des italienischen Autorengespanns Rita Monaldi und Francesco Sorti. Sie beschreiben darin auf faszinierende Art und Weise Intrigen am päpstlichen Hof im 17. Jahrhundert. Im ersten Buch wird Paracelsus erwähnt.

> Und um die ärztliche Kunst zu erlernen, das sagt Signor Cristofano, wenn du ihn rufst, soll er statt Galen oder Paracelsus lieber *Don Quijote* lesen.

Im Roman *Der Kontrakt des Spielers* des schwedischen Autors Carl-Johann Vallgren treibt der Höllenfürst sein teuflisches Spiel mit dem notorischen Spieler Josef Nikolai Rubaschow. Es ist eine schwindelerregende Odyssee durch ein von apokalyptischen Stimmungen durchdrungenes Jahrhundert. Und Paracelsus ist mit dabei! Als Philippus Aureolus Theophrastus Bombastus von Hohenheim, medicinae doctor aus Basel, Erfinder eines Lebenselixiers, Schüler Fuggers, Ebenbürtiger des Celsus, der große Paracelsus, auch bekannt unter seinem Anagramm „Doktor Suscarapel" ist er ein Wiedergänger im Buch, das seine Vita in Umrissen erzählt:

> Viele Menschenalter zuvor, als umstrittener Naturmediziner, hatte Paracelsus den Tod an der Nase herumgeführt. Er war noch nicht fünfzig, doch seine Lebenszeit war den Berechnungen jener Zeit zufolge so gut wie vorbei. Jahrelange Fehden über die heilende Wirkung der Marmorminerale auf die Pest und über die Frage, inwieweit seine sensationellen Vorlesungen über Volksmedizin auf Latein oder Deutsch erfolgen sollten, hatten ihn bitter und mutlos gemacht. Er träumte von seiner glücklichen Jugend, als er bei dem Abt Johannes Trithemius und dem Alchimisten Fugger studiert und mit dessen Hilfe eine Methode entwickelt hatte, Krankheitsdämonen hervorzulocken und sie mit magischen Pentagrammen in Schach zu halten. Er hatte die Kutte nehmen wollen, war aber zu seiner Enttäuschung in keinen Orden aufgenommen worden. Statt dessen war er auf die Wanderschaft gegangen.
>
> Lange Reisen in Asien und Europa hatten ihn gelehrt, sechzehn Sprachen zu lesen und zu sprechen, doch getrieben von seiner Rastlosigkeit, war er nirgends länger als ein paar Monate geblieben. Er hatte als Leibarzt bei exzentrischen Fürsten gedient und Skandale verursacht, indem er Töchter von Ministern entführte. Im Jahre 1520 gehörte er zur der Schar von Plünderern, die den dänischen König Kristian auf seinem Heerzug nach Stockholm begleitete. Nach dem großen Blutbad auf dem Stortorger gelang es ihm, das Schwert des Henkers zu

> erwerben, den einzigen Gegenstand, neben seiner Feldscherausrüstung, den er stets pflegte und bei sich trug. Das Schwert galt als mit unermesslichen Kräften behaftet, nachdem es über achtzig Köpfe von ihren Körpern getrennt hatte.

Der Autor schildert im Weiteren das Hinscheiden von Paracelsus 1541 in Salzburg. In der Nacht nach seiner Bestattung sei jedoch der Teufel auf den Friedhof gelangt und habe Paracelsus wieder ausgegraben, der daraufhin Österreich verließ. Er hielt sich als Unsterblicher von Europa fern. Die Menschen mit ihren ständigen Händeln und Kleinlichkeiten ekelten ihn an. Vallgren fährt dann fort:

> Er war besessen von dem Gedanken, den verlorenen Garten Eden zu finden. Begleitet von einer schwarzen Katze, hatte er die unwegsamsten Gegenden durchwandert. Er hatte schneebedeckte Berge bezwungen und war mit Flößen unbekannte Flüsse hinaufgefahren. Er hatte die Einöden Indiens besucht, wo die Fakire von Tau lebten und Sieben-Pfund-Gewichte an ihren erigierten Penissen trugen. Er hatte vom Kanchenjunga aus den Himalaya, das Dach der Welt, gesehen und auf einem Kamel die Wüste Gobi durchritten. Er hatte in Hütten aus Eis auf nördlichen Inseln und in afrikanischen Palästen gelebt, deren Mauern mit menschlichen Kieferknochen gekrönt waren. Später, als blinder Passagier auf einem englischen Schoner, hatte er den Atlantik überquert, um in den spanischen Kolonien den Stein der Weisen zu suchen, eine Mulattin geheiratet und war dann dort geblieben, bis sie im Alter von hundertsechs Jahren an der Schlafkrankheit starb.

Es ist ein über weite Strecken fiktiver Lebenslauf, wie ihn ähnlich der Held Simplicissimus in Grimmelshausens gleichnamigem Roman durchmacht oder wie er in Ansätzen vom Monster im bereits erwähnten Roman *Frankenstein* von Mary Shelley durchlebt wird, das über schneebedeckte Einöden irrt. Paracelsus' Odyssee geht beim schwedischen Autor weiter. Er lebt in Russland als herumziehender Gesundbeter und betätigt sich mit einer Frau im Reliquienhandel. Beide werden als vermeintliche Verursacher einer Missernte als Hexen gesteinigt. Paracelsus aber gräbt sich aus dem Berg von Schiefer und Granit aus und verschwindet im Schutz der Nacht. Auch dem Scheiterhaufen entkommt er, ohne dass ein Haar auf seinem Kopf versengt wäre.

> Die entsetzten Bauern hatten ihre Hunde auf ihn gehetzt, in dem Glauben, er sei Napoleon, der im Auftrag des Antichristen zurückge-

> kehrt sei – eine verbreitete Furcht in jener Zeit –, und Paracelsus war lieber sichergegangen und in den Wald gelaufen…

Dort irrt er mehrere Monate ziellos umher, mutiert zum Waldschrat. Endlich findet er sich im Jahr 1915 wieder.

> Er log über Kleinigkeiten genauso frech wie über weltbewegende Ereignisse, und oft blieb er in einem Knäuel von Widersprüchen hängen, aus denen er nur mit Mühe wieder herausfand. Er behauptete, Erasmus von Rotterdam von der Gicht geheilt zu haben, gleichzeitig aber hatte er, merkwürdigerweise, als Feldscher bei der siebten levantinischen Strafexpedition gedient, auf der er bei der Schlacht mit einem türkischen Seeräuber einen Zeh verloren hatte. Er hatte mit Luther die Konkordatsfrage lange nach dessen Tod diskutiert und bahnbrechende Einsätze in der Erforschung der Bandwürmer geleistet, indem er einige davon heimlich an Zigeunern erprobt hatte, die zu dieser Zeit in Westeuropa noch nicht aufgetaucht waren. Er war reich und arm gewesen, erhöht und gedemütigt, kurz gesagt, alles, was in den Grenzen seiner Phantasie möglich wäre.

Insgesamt steht der Text jedenfalls für die enormen Phantasieprojektionen, die sich um die Person von Paracelsus ergeben. Es ist ja doch interessant: Die weltweit bekanntesten Schweizer Personen – jetzt einmal abgesehen von Roger Federer – sind Helden wie Wilhelm Tell oder Winkelried oder dann Sonderlinge und Querdenker wie Pestalozzi oder Paracelsus, der im Buch *Der Kontrakt des Spielers* weiter durch die Jahrhunderte schlingert, bei der ersten Niederlage Wallensteins und bei Napoleons Rückzug aus Moskau dabei gewesen sein will, Cidre mit Robespierre getrunken und die Pinsel von Velázquez ausgewaschen habe. „Er schlug sich vor Lachen an den Buckel, wenn ihn eine besonders lustige Erinnerung überkam…“.

Manchmal stoße ich auf Paracelsus, wenn ich ein Buch auch nur durchblättere. Das ist mir in Mika Waltaris Roman *Michael der Finne* passiert. Bekannt ist Waltari vor allem durch seinen Welterfolg *Sinuhe der Ägypter*. Mit *Michael der Finne* kehren wir nach Basel zurück, zu Paracelsus und zu Erasmus von Rotterdam. Der Ich-Erzähler berichtet im zehnten Buch:

> Doktor Paracelsus war dazumal für seine Wunderkuren in ganz Deutschland berühmt; so begegneten wir einander unerwartet in der Schankstube bei den Drei Königen wieder. Das Unerwartete daran

> war nicht so sehr, ihn in einer Schenke anzutreffen; an solchen Orten war er ja zu Hause. [...] Ich erkannte ihn sogleich, obwohl trotz seiner Jugend sein Haar sich gelichtet und Sorgen, Wanderfahrten und unmäßiges Trinken sein Gesicht gezeichnet hatten. [...] Er stierte mich aus seinen vom Trunk verschwommenen Augen an und sagte zornig: ‚Einundzwanzig meiner früheren Schüler baumelten schon am Galgen, wohin sie gehören, und kein einziger blieb mir länger als drei Monate treu. Sie spionieren meine Geheimnisse aus und schleichen davon, um in aller Welt mit ihren Studien bei mir zu prahlen und meinen guten Ruf durch ihr unvollkommenes Wissen zu schaden. Hol dich der Teufel, so du einer von ihnen bist.‘

Paracelsus war nach Basel geeilt, um den berühmten Drucker Frobenius, dessen Bein durch einen Schlaganfall gelähmt war, zu heilen, denn die unfähigen Basler Ärzte wollten ihm mit Hilfe eines Baders das Bein abnehmen. Der neue Begleiter folgt Paracelsus auf dessen Stube, wo der Meister zunächst mit dem Schwert um sich hieb, um die Geister zu verscheuchen, die ihn heimzusuchen pflegten, wenn er stark getrunken hatte. In der Folge wird auch Erasmus von Rotterdam Paracelsus' Patient. Erasmus verwendet sich für seinen Arzt und bemüht sich um ein wohlbestalltes Amt an der Universität für diesen. Ich zitiere wiederum aus Waltari: „Meinet aber nicht, ich würde lateinisch lesen“, sagt Paracelsus dort.

> Ich will eine Sprache reden, die alle ehrlichen Leute verstehen. [...] Unter anderem will ich die Kunst lehren, den französischen Ausschlag billig und unfehlbar mit rotem Quecksilber zu heilen – und ich muss heute schon lachen, wenn ich an die Empörung denke, die das bei den Apothekern hervorrufen wird, und wie Fugger sich das Haar raufen wird, wenn alle Guajakrinde, die er aus Amerika bestellt hat, auf den Düngerhaufen fliegt. So wie Luther einst die päpstliche Bannbulle verbrannte, so werde ich die Werke des Avicenna und Galenus ins Feuer werfen – ich werd's wohl am nächsten Johannistag tun, wenn die Sonnwendfeuer entzündet werden und die Studenten sich versammeln, bevor sie auf Sommerferien gehen. So wird die Nachricht davon sich rasch durch ganz Deutschland verbreiten. Ja fürwahr, das will ich wirklich tun, und wenn man mich dafür den Luther der Medizin nennen wollte, denn ich will gleich Luther zu meinen Taten stehen.

Antal Szerb ist einer jener ungarischen Schriftsteller, die in den letzten Jahren im deutschen Sprachraum große Bekanntheit erreicht haben. In seinem Roman *Die Pendragon-Legende* ist mir Paracelsus mehrmals begegnet. – Bei Peter Bamm bin ich auf eine kuriose Kapitelüberschrift gestoßen. In seinem Buch *Ex Ovo – Essays über die Medizin* lautet ein Titel: „Das Schnupftuch des Paracelsus". – Der Schriftsteller C. S. Mahrendorf spricht in seinem Roman *Das dunkle Spiel* über Gustav Mahler und prägt den Ausdruck „Westentaschenparacelsus". – Robert Schneider, bekannt als Verfasser des ausnehmend erfolgreichen *Schlafes Bruder*, schreibt in seinem historischen Roman *Kristus* ebenfalls von Paracelsus, wie es auch Gerold Späth in seinem Buch *Stimmgänge* tut. Späth, der aus einer Rapperswiler Orgelbaudynastie stammt, zitiert in diesem Zusammenhang passend unseren Paracelsus: „Dz Wiib dz nit ammet/ ist wi eyn orgul/ dz nit klinngpifft!" – Eine kurze Erwähnung von Paracelsus fand ich auch bei Werner Bergengruen, einem Schriftsteller übrigens, der auch in Einsiedeln weilte und vor unseren Stiftsschülern – damals gab es noch keine Mädchen an unserer Schule! – eine Lesung hielt. 1946 notierte Bergengruen in Zürich: „An seinem Paracelsus habe ich manche Qualitäten gefunden, insbesondere im ersten Bande dieser Romantrilogie, in der ‚Kindheit des Paracelsus'." – Sie haben sicher erraten, dass Bergengruen von Kolbenheyers Romantrilogie gesprochen hat.

Zum Abschluss eine Paracelsus-Stelle, die kaum bekannt sein dürfte. Sie stammt von einem der berühmtesten Märchenerzähler und Romanschreiber, nämlich vom Dänen Hans Christian Andersen. Auch er war ein Besucher in unserem Kloster. 1861 hat er das Stift Einsiedeln aufgesucht. Er notierte sich die Eindrücke im Tagebuch. Das Kloster erhielt später eine Bibel in dänischer Sprache von Hans Christian Andersen. Sie ist immer noch in unserer Stiftsbibliothek vorhanden. Noch mehr: Erhalten hat sich auch der Eintrag von Hans Christian Andersen im Gästebuch der Stiftsbibliothek, und darüber hinaus hat er dem vielleicht genialsten Kopf, den das Stift je hatte, unserem Pater Gall Morell, eine Handschriftenprobe auf einem Blatt aufgeschrieben. Auch dieses kostbare Dokument bewahrt das Kloster noch auf. 1853 hat Andersen folgende „Einleitung zum Carneval" für das Volkstheater Casino in Kopenhagen geschrieben:

Ihr Kleinen und Großen, Herren und Damen,
Hier kommt der Mann, den kennt ihr beim Namen!
Mein Name erklingt in ganz Europa.
Denn mein Ur-urur-urur-Großopa
War der Doktor Philippus Aureolus
Theophrastus Bombasticus Paracelsus. [...]
Ich bin von seinem Geschlecht, doch weit genialer,
Und glaubt mir nur, ich bin wahrlich kein Prahler.

Literatur

Jens Andersen, *Hans Christian Andersen*. Eine Biographie. Frankfurt am Main: Insel, 2005.

Kurt Aust, *Die dritte Wahrheit*, Roman. Leipzig: Gustav Kiepenheuer, 2000.

Peter Bamm, *Werke in zwei Bänden,* Bd. II. Zürich: Buchclub Ex Libris.

Werner Bergengruen, *Schriftstellerexistenz in der Diktatur*. Aufzeichnungen und Reflexionen zu Politik, Geschichte und Kultur 1940 bis 1963. München: Oldenbourg, 2005.

Per Olov Enquist, *Der fünfte Winter des Magnetiseurs*, Roman. München: Hanser, 2002.

C.S. Mahrendorf, *Das dunkle Spiel*, Roman. Bergisch Gladbach: edition Lübbe, 2003.

(Rita Monaldi, Francesco Sorti:) Monaldi & Sorti, *Imprimatur*, Roman. München: Claassen, 2003.

Robert Schneider, *Kristus – Das unerhörte Leben des Jan Beukels*, Roman. Berlin: Aufbau-Verlag, 2004.

Mary Shelley, *Frankenstein oder Der moderne Prometheus*. Die Urfassung. Düsseldorf: Artemis & Winkler, 2006.

Frances Sherwood, *Die Schneiderin von Prag oder Das Buch des Glanzes*. Historischer Roman. Hamburg: Europa Verlag, 2003.

Gerold Späth, *Stimmgänge*, Roman. Göttingen: Steidl, 2003.

Antal Szerb, *Die Pendragon-Legende,* Roman. München: dtv premium, 2004.

Carl-Johan Vallgren, *Der Kontrakt des Spielers*, Roman. München: Claassen, 1999.

Jules Verne, *Reise zum Mittelpunkt der Erde*, Roman. Düsseldorf: Artemis & Winkler, 2005.

Mika Waltari, *Michael der Finne* – Roman eines Abenteurers. Zürich: Buchclub Ex Libris.

Nova Acta Paracelsica, NF. 22/23 (2008/09), Seiten 147–150

Buchbesprechungen

PIA HOLENSTEIN

Urs Leo Gantenbein, Hg., *Paracelsus, Theologische Werke 1: Vita beata – Vom glückseligen Leben.* Mitarbeit von Michael Baumann und Detlef Roth. Berlin, New York: Walter de Gruyter, 2008. 928 S. Register: Index, Wortstatistik. (= Band I von: Neue Paracelsus-Edition, hg. Urs Leo Gantenbein.)

Es ist ein gewaltiges und äußerst verdienstvolles Unternehmen, das unter dem Namen „Zürcher Paracelsus-Projekt" seit langem von Urs Leo Gantenbein in Angriff genommen wurde und dessen erster Band nun zur großen Überraschung vorliegt. Gezweifelt hat niemand an der Fähigkeit oder am Durchhaltewillen des Herausgebers, doch der Realisierung stellten sich ungeheure finanzielle Schwierigkeiten in den Weg. Das Buch ist daher wie zahlreiche wissenschaftlichen Bücher auch die Krönung eines gelungenen Projekt-Managements, diesmal im besonderen Ausmaß, wovon etwa der Kaufpreis zeugt.

Die Anstrengungen verschiedener Herausgeber ließen den Werken des Theophrast von Hohenheim, genannt Paracelsus, verschiedene Ausgaben angedeihen. Aschner und Peuckert besorgten Auswahlen, die zu ihrer Zeit einen recht guten Einblick in die Texte zu geben vermochten.
Heute sind hauptsächlich zwei große, zitierbare Editionen anerkannt: Die sogenannte Husersche aus dem 16. und die Sudhoffsche vom Beginn des 20. Jahrhunderts.

Karl Sudhoff ist zweifellos der verdienstvollste und treuste Verwalter der paracelsischen Werke, der schon im 19. Jahrhundert, vor der Publikation seiner Ausgabe der medizinischen und naturwissenschaftlichen Werke in vierzehn Bänden, auch eine zweibändige kritische Aufstellung des paracelsischen Schriftenkorpus vorlegte, dessen grundlegende Gültigkeit, selbstverständlich unter Einbezug aller zusätzlicher Erkenntnisse, bis heute unterschüttert bleibt.

Doch die Edition der theologischen Werke hatte eine weitaus mühseligere Geschichte, die im übrigen von Gantenbein fasslich und mit erstaunlicher Kenntnis der Umstände erzählt wird. Manche dunklen Hintergründe der zähen Sachlage werden greifbarer.

Weit länger und dringlicher als die naturwissenschaftlichen harrten diese wenig bekannten und zerstreut aufbewahrten Werke Hohenheims einer kritischen Ausgabe. Diese sogenannte „zweite Reihe", die theologische, war zwar von Sudhoff gleichzeitig mit seiner ersten, naturwissenschaftlichen Reihe der paracelsischen Schriften geplant und der erste Band (und einzige unter seiner Leitung), von Wilhelm Mathießen, erschien um 1923.

1958 machte sich die Fortsetzung unter der Leitung des großartigen Paracelsus-Kenners Kurt Goldammer im Druck bemerkbar. Doch die Unternehmung geriet ins Stocken und kam schließlich, aus von außen nicht bekannten Gründen, zum Erliegen. So wartete also die Welt, jedenfalls die kleine Welt der paracelsisch Interessierten, lange Jahre auf die Erfüllung dieses Desiderats.

Das intensive Nachzeichnen der verschlungenen Wege während der letzten vierzig Jahre durch den Dschungel von Querelen um Mittelerwerb und -verwaltung, persönliche Vorlieben, Eigensinn und charakterliche Unterschiede angesichts einer ungeheuerlichen Aufgabe lässt einen sprachlos. Es ist wohl als ein Zeugnis für die dunklen Seiten des Wissenschaftsbetriebes der Gegenwart wert nacherzählt zu werden, zumal die noch zahlreichen Akteure und Opfer nur selten ihre Geschichte in vollem Umfang mitteilen können.

Die Editionsprinzipien, die Gantenbein ausführlich darlegt und begründet, sind einleuchtend und nachvollziehbar. Dank der Aufteilung in einen Lesetext mit inhaltlichem Kommentar (der übrigens sehr ähnlich aussieht wie in der Sudhoffschen Ausgabe) und eine getreue Transkription am Schluss ist alles vorhanden, was die Forschung zukünftig brauchen wird, und doch ist der Text erfreulich entlastet von Buchstabenkritik.

Zum Inhalt werden künftige Leserinnen und Leser das Wort haben. Hier nur diese Bemerkung: Es ist ein weiser Entscheid, mit den „Vita Beata"-Schriften zu beginnen, denn sie sind das Projekt, welches Goldammer immer angestrebt hat und ihm zu erreichen nicht vergönnt war: die theologischen Texte, auf welche man tatsächlich warten musste, fast ein Jahrhundert lang.

Joachim Telle, Hg., *Paracelsus im Gedicht.* Theophrastus von Hohenheim in der Poesie des 16. bis 21. Jahrhunderts. Eine vielsprachige Anthologie, unter Mitwirkung von Sven Limbeck. Hürtgenwald: Guido Pressler, 2007. 377 S. Nachwort, Bibliografie, Autoren- und Anonymen-Register.

Wer hätte das gedacht, dass Gedichte über Paracelsus einen ganzen, vielsprachigen Band ergeben könnten? Und dabei sind es nur jene, welche explizit um Paracelsus kreisen und nicht etwa bloß den Namen im Vorbeigehen nennen. Solche „Paracelsussplitter" in verschiedenen Zusammenhängen sind am Schluss zusammengestellt (S. 337-346), in Telles Urteil oft von „autoritätenverbuhlten" Autoren stammend, welche ihre Reverenz an Paracelsus aus egoistischen Gründen verbalisieren.

Joachim Telle hat unter Mithilfe von Sven Limbeck wieder einen beeindruckenden Band im Verlag von Guido Pressler vorgelegt, bestechend in seiner hervorragenden Layout- und Drucktechnik. Gerade weil Telle durch eine kritische, unverstellte Haltung gegenüber seinem Gegenstand bekannt ist, die Erklärungen, Kommentare und Übersetzungen jeden Anspruch mehr als erfüllen, darf man den Band als unverzichtbares Grundlagen- und Sammelwerk betrachten, in Ergänzung zu Karl-Heinz Weimanns Aufsatz „Paracelsus in der Weltliteratur" von 1961. Jener Aufsatz war bisher unangefochten das Beste, was zu Paracelsus' Wirkung in der Literatur greifbar war. Hier sind nun die Texte selber, und alle neben der Übersetzung in Originalsprache, sei sie japanisch (mit Abbildung), russisch, spanisch oder Latein.

Die Redaktion der *Nova Acta* bemüht sich auch immer wieder um die literarischen Zeugnisse zu Paracelsus, zu erinnern ist an die Ausgabe von Gisela Beers Gedichten durch Michael Kress (*NAP 16*) und Herbert Fritsches durch Olaf Räderer (*NAP 17*), aber auch den Aufsatz von Bruder Gerold in diesem Band.

„Paracelsus im Gedicht" bietet Texte zu Bildnissen, Zweizeiler, Dialoge, Monologe, Auszüge aus Gedichtzyklen; aus der Mitte des 16. Jahrhunderts bis fast heute. Warum nicht die ganzen Zyklen? Das wird klar, wenn man sich einige dieser Werke vor Augen führt.

Eine Spitze der Produktion im 20. Jahrhundert zeigt sich um 1941, zur Feier der fünfhundertsten Wiederkehr des Todestages in Salzburg. Dass diese Art von Gebrauchsliteratur nicht in ihrer vollen Länge abgedruckt ist, schadet bestimmt nicht. Zudem ist die völkische, deutschnationale Verherrlichung in weiteren Texten schwer erträglich. Als Zeugnisse für die Art der Vereinnahmung sind sie jedoch hoch interessant.

Da findet das anonyme Spottgedicht gegen Theophrastus beziehungsweise Kakophrastus von 1927 seinen Platz an der ersten Stelle (verdienstvoller Weise auch im Fotoabdruck). Ein Omen für die Rezeption der „Idee Paracelsus“ durch die Jahrhunderte?

Jedenfalls sind Hass und Spott in der Dichtung in der ersten Zeit neben Lob und Verehrung präsent, die Haltung schwankt zwischen „schroffer Ablehnung und frenetischem Beifall“, zwischen „Ächtung und Achtung“ (Telle im Nachwort, S. 357 und 358).

Erstaunlicherweise bricht die Reihe nie nennenswert ab, immer wieder haben sich Dichtende mit der irritierenden Persönlichkeit befasst.

Wir finden da neben Berühmtheiten wie Robert Browning, Coleridge, André Masson, Yvan Goll, Hans Carl Artmann (soweit meine Lieblingstexte; zu erwähnen sind natürlich C.F. Meyers Dialoggedicht „Huttens letzte Tage“, Ezra Pounds überschätztes „Paracelsus in excelsis“ u.a.) auch neue Schweizerinnen und Schweizer, Silja Walter (Texte zum Einsiedler Festspiel „Die Schöpfungswoche des Paracelsus“ 1993), Frank Geerk, Jürg Federspiel und Pirmin Meier.

Die Illustrationen sind zum Teil schon erwähnt: Den Anfang macht ein fantastisches Aquarell von André Breton in Farbe („Paracelse, Mage de connaissance“ von 1941. Eine Spielkarte?). In der Folge sind Schwarz-Weiß-Abbildungen sehr zweckdienlich eingesetzt, die meisten darunter die Paracelsus-Porträts, die von Gedichten begleitet sind (welche hier umgekehrt die Texte begleiten), und einige weitere, höchst interessante. Keine ist zuviel.

Ein schönes, wertvolles Werk.

Anschriften der Autorinnen und Autoren dieses Bandes

Dane T. Daniel, Ph.D., Associate Professor of History, Wright State University Lake Campus, 7600 State Route 703, Celina, OH 45822-2952

Dr. phil. Pia Holenstein Weidmann, Bergrain 11, CH–8910 Affoltern a. A.

Dr. Clemens Müller, Löwengasse 4, CH-9000 St. Gallen

Prof. Dr. Georgios Papadopoulos, Klissouras 9, GR-15452 Psychiko/Athen; e-mail: gpapad@med.uoa.gr

Prof. Dr. theol. Markus Ries, Universität Luzern, Theologische Fakultät, Pfistergasse 20, CH-6003 Luzern

Prof. Dr. Max Schiendorfer, Deutsches Seminar der Universität Zürich, Schönberggasse 9, CH-8001 Zürich; Max.Schiendorfer@access.uzh.ch

Bruder Gerold Zenoni OSB, Kloster, CH-8840 Einsiedeln

Die Tätigkeit der Schweizerischen Paracelsus-Gesellschaft (SPG)

erstreckt sich vor allem auf das Bestreben, mit unvoreingenommenem Blick alle Seiten des universalen Denkens ihres Patrons einer kritischen Prüfung zu unterziehen, um so das lebendige Paracelsus-Bild zu gewinnen, das unserer Zeit entspricht. Die SPG beschäftigt sich also weder mit bloß historisch-antiquarischen Untersuchungen, noch will sie sich sektiererisch auf irgendeine Paracelsus-Dogmatik festlegen.

Initiant, Gründer und erster Präsident der SPG war – von 1942 bis 1953 – der bedeutende Kunsthistoriker Prof. Dr. *Linus Birchler;* ihm folgten von 1953 bis 1963 der Zürcher Philosoph und Psychologe Prof. Dr. *Donald Brinkmann* sowie von 1963 bis 1973 der Apotheker und Pharmaziehistoriker Dr. *Friedrich Dobler* in Dietikon.

Im Jahre 1973 übernahm der in Neuenburg wirkende Germanist und Literaturhistoriker Prof. Dr. *Robert-Henri Blaser* die präsidialen Aufgaben. Nach seinem unerwarteten Tod am 23. Juli 1986 fand sich Dr. phil. habil. *Willem F. Daems,* Apotheker, Medizin- und Pharmaziehistoriker, bereit, den Vorsitz der Gesellschaft zunächst bis Ende 1989 auszuüben. Von 1989 bis Oktober 2000 erfüllte Prof. Dr. phil., Dr. theol. h. c. *Alois M. Haas* am Deutschen Seminar der Universität Zürich das Präsidentenamt mit seiner beeindruckenden Persönlichkeit. Von 2000-2006 führten Dr. med. et dipl. math. *Urs Leo Gantenbein* und Dr. *Pia Holenstein Weidmann* die Gesellschaft im Co-Präsidium. Seit November 2006 stehen Prof. Dr. theol. *Markus Ries* und weiterhin Dr. *Pia Holenstein* gemeinsam im Amt.

Der Vorstand

Präsidentin und Präsident im Co-Präsidium

	Dr. phil. Pia Holenstein Weidmann
	Prof. Dr. theol. Markus Ries, Luzern
Aktuar	Dr. Claudio Affolter, Zürich
Quästor	Anton Brunner, Hitzkirch
	Pfr. Michael Baumann, VDM, Dorf
	Dr. med. et dipl. math. Urs Leo Gantenbein
	Dr. phil. Pirmin Meier, Beromünster /Rickenbach
	Gunhild Pörksen, Freiburg i.Br.
	Bruder Gerold Zenoni OSB, Einsiedeln
Organisation	Josiane Aepli, Deutsches Seminar, Schönberggasse 9, 8001 Zürich

Korrespondenzadresse

Schweizerische Paracelsus-Gesellschaft: http://www.paracelsus-gesellschaft.ch

Josiane Aepli, Deutsches Seminar der Universität Zürich, Schönberggasse 9, CH-8001 Zürich

Prof. Dr. theol. Markus Ries, Universität Luzern, Theologische Fakultät, Pfistergasse 20, CH-6003 Luzern

Dr. phil. Pia Holenstein Weidmann, Bergrain 11, CH-8910 Affoltern am Albis

Der Jahresbeitrag der SPG beträgt z. Zt.: Einzelmitglieder CHF 50.- / € 35; Paare (1 NAP) CHF 80.- / € 60; Kollektivmitglieder CHF 150.- / € 100/ Studierende CHF 25.- / € 15.

Kolibri 360 GmbH
Ferdinand-Jühlke-Straße 7
99095 Erfurt, Deutschland
produktsicherheit@kolibri360.de